JINDAI ZHONGGUO HAIGANG JIANYI JIZHI DE
YANBIAN JI YIQING FANGKONG

近代中国海港检疫机制的演变及疫情防控

黄良俊◎编著

安徽师范大学出版社
ANHUI NORMAL UNIVERSITY PRESS
·芜湖·

图书在版编目(CIP)数据

近代中国海港检疫机制的演变及疫情防控 / 黄良俊著 .— 芜湖：安徽师范大学出版社，
2020.5

ISBN 978-7-5676-3497-8

Ⅰ.①近⋯ Ⅱ.①黄⋯ Ⅲ.①海港－卫生检疫－研究－中国－近代 Ⅳ.①R185.3

中国版本图书馆 CIP 数据核字（2020）第 074199 号

近代中国海港检疫机制的演变及疫情防控　　　　　　　黄良俊◎著

责任编辑：辛新新　　　责任校对：潘　安
装帧设计：张　玲　　　责任印制：桑国磊
出版发行：安徽师范大学出版社
　　　　　芜湖市九华南路 189 号安徽师范大学花津校区
网　　　址：http://www.ahnupress.com/
发 行 部：0553-3883578　5910327　5910310（传真）
印　　刷：江苏凤凰数码印务有限公司
版　　次：2020 年 5 月第 1 版
印　　次：2020 年 5 月第 1 次印刷
规　　格：700 mm×1000 mm　1/16
印　　张：12.5
字　　数：200 千字
书　　号：ISBN 978-7-5676-3497-8
定　　价：39.80 元

如发现印装质量问题，影响阅读，请与发行部联系调换。

序

自古以来，"卫生"的内涵就有其自身的发展轨迹。清季以降，中国社会发生巨变，使卫生的现代内涵得到不断丰富，1910—1911年的东北鼠疫防治成为中国卫生防疫观念转变的重要标志。近代中国海港检疫的兴起和西方预防医学理论的发展是分不开的，它带来了卫生防疫的新理念、新方法，促进了西医的传播。一种新制度从引进到被接受需要一个漫长的过程，近代中国海港检疫的形成并非"无源之水、无本之木"，它有别于传统却又源于传统，同时还借鉴了国外先进的制度和方法。

"新航路"开辟之后，欧洲列强的殖民扩张随之而来，人类跨地区交往日益频繁。与此同时，疾病通过各种载体在区域间传播，形成世界性的传染病。殖民主义国家将检疫制度移植到殖民地，首要目的是维护其殖民统治和商贸利益。19世纪40年代以后，中国逐渐失去独立自主的地位，沦为半殖民半封建社会。列强控制海关，垄断贸易，实施海港检疫。海关主导下的海港检疫逐步兴起，各港口分别建章施检。近代中国海港检疫的兴起和西方预防医学理论的发展是分不开的，西医的传染病学、细菌学、微生物学等医学理论成为海港检疫的理论基础。同时，海港检疫的实施也加速了西医在中国的传播，冲击了中医的传统地位。海港检疫促进了中国卫生防疫观念的转变，推动了近代卫生行政的建立。

北洋政府时期，地方政府在帝国主义的扶持下，相互攻伐，各自为政。地方政权需要平境安民，才能维护政权稳定。战乱容易引发疫病，有的军阀政府较为重视防疫卫生。1916年颁布的《传染病预防条例》，虽然未能全国施行，但标志着中国第一个近代公共卫生法规的诞生。1919年成立的中央防疫处是中国第一个全国性的近代防疫研究机构。1920—1921年，东三省鼠疫防治的成功,使得中国在国际卫生领域的地位进一步提高,伍连德等人积极代表中国政府参与国际卫生合作与交流。"东北易帜"之后,南京国民政府形式上统一全国,渴望获得帝国主义的支持和民众的认可。在国际联盟卫生组织的协助下,国民政府做好了海港检疫规章建设的准备,于1930年6月28日颁布了《海港检疫章程》。1930年7月1日,海港检疫管理处成立,同时收回上海海港检疫所,这标志着海关兼管海港检疫的时代开始走向终结。直至1936年,全国海港检疫主权最终得以确立。可见,近代海港检疫的制度化是国家卫生行政化的重要组成部分,海港检疫机构的设立有利于开展国际卫生合作。

抗战时期,随着战事的不断失利,国民政府重组海港检疫机构,成立汉宜渝检疫所加强国统区海港检疫。抗战胜利后,国民政府相继接收各海港检疫所,并增设青岛、海口、福州、台湾和长江检疫所。同时,增订了原有的检疫规章及办法,这使海港检疫的行政管理更加规范。此外,还恢复了战前与新加坡东方事务局的疫情情报共享及协作关系。解放战争时期,国内通货膨胀严重,物价飞涨,物资奇缺,海港检疫工作难以开展,疫情又有所回升。由此可知,国内政治环境对海港检疫的实施产生了至关重要的影响,安定发展的环境有利于海港检疫事业的发展。

近代海港检疫是西方医学的试验场,我们要看到现代医学的进步性,但是在实现卫生现代性的同时也要坚持卫生的民族性。通过解读近代档案资料,分析海港检疫近代演变及其在疫情防控中的作用,说明近代中国政府经过多次防疫实践,推动了中国现代卫生行政体制的建立和完善,提高了医疗防疫水平,促进了中外医学的国际交流与合作,提高了中国的国际地位。总之,近代中国海港检疫的发展演变及其近代化适应了世界传染病防控的发展趋势,说明中国政府在自觉或不自觉地提升自我防控疫情的能力。

光阴如梭,"未觉池塘春草梦,阶前梧叶已秋声"。岁月如歌,奋斗是生命的赞歌。读博对我来说是人生的再次起航,尽管会面临惊涛骇浪,但我从不畏惧,坚定地驶向彼岸。回望过去,这段经历是我人生中浓墨重彩的一笔。我收获了果实,更应该感谢播种者。

在安徽师范大学历史与社会学院读博期间,导师傅新球教授是我做学问的引航员，她治学严谨、待人真诚，不仅带我踏入学术之门，还循循善诱地引导我的学术成长之路。我深受王世华、李琳琦、徐彬、刘道胜、沈世培、方青、欧阳跃峰、庄华峰等恩师的启迪；在本书写作过程中遇到诸多问题，得到马陵合、汪效驷等恩师指点，获益匪浅；校外盲审专家提出的中肯意见对我博士论文的修改和完善大有裨益，在此，谨向老师们致以诚挚的谢意。读博期间，我与同学王玉坤、罗桂生、余治国、雷珩、李曼曼、高菲、徐斐等人的交流切磋，增长了见识。在此，我还要感谢现就读于南京大学的师弟元鹏成和北京师范大学的李东同学，他们为我查阅资料提供了力所能及的帮助。还有国家图书馆、中国第二历史档案馆、上海市档案馆、上海市图书馆、厦门市档案馆、广州市档案馆等单位的工作人员，他们认真负责、热诚周到的服务感人至深。

家人是我读书写作的动力和源泉，也是我的精神依托。父母及亲友一直在默默地帮助我，使我没有后顾之忧，尤其是妻子几乎承担了所有的家庭责任和经济支出。作为儿子未尽孝道，作为丈夫未能共担家庭责任，作为父亲不能陪伴和引导孩子快乐成长，而是负重远行去完成学业。岁月催人老，不老的是亲情。俗话说：父是天，母是地。感谢父母对我生命的赐予和养育之恩。人的一生除了感念父母之外，还有一路相伴的妻女。有人牵挂的漂泊不叫流浪，有人分担的忧愁不叫痛苦。

经过多年的打磨，拙著得以呈现，但由于笔者学术功力尚浅，其中难免存在不足之处，敬请各位学人、读者批评指正，以鞭策笔者日就月将。

目 录

绪　论

一、选题缘起

疾病与人类如影随形，在人类历史中，曾经流行的鼠疫、霍乱、天花等烈性传染病，人类与其进行了不屈不挠的斗争。1900 年以前就有三次鼠疫大流行：公元 6 世纪的查士丁尼鼠疫，14 世纪的黑死病以及 19 世纪末的腺鼠疫。三次鼠疫都造成了大量人口死亡。①

19 世纪后半叶以后，人类社会进行了三次卫生革命：第一次卫生革命从欧洲开始，主要以烈性传染病、寄生虫病和地方性疾病为主要防治对象，通过控制疫源，切断传播途径，开展卫生教育宣传和卫生运动，积极研究疫苗，实行免疫接种，从而消灭了天花，有效控制了鼠疫、霍乱、疟疾、丝虫病等多种烈性传染病；第二次卫生革命主要以心脑血管疾病、恶性肿瘤、糖尿病和精神病等慢性非传染性疾病为主攻目标，加强改善生态和生活环境，引导人们养成健康科学的生活方式，从而降低发病率和死亡率；第三次卫生革命以提高人类的生活质量和健康长寿为目标，医学开始从以疾病为中心转向以健康为中心，注重个体的身体和精神状况，树立健康新观念，提供家庭医生和社区卫生等特色服务，以满足个性化的卫生保健需求。②

随着现代医学和生物技术的迅速发展，人们似乎渐渐远离瘟疫的侵扰，忘却了遭受疫病的痛苦经历。然而，2003 年席卷而来的 SARS 病毒，2009 年开始大规模流行的甲型 H1N1 流感病毒，至今仍在肆虐的埃博拉病毒、僵尸

① 班凯乐.十九世纪中国的鼠疫[M].朱慧颖，译.北京:中国人民大学出版社,2015:1.
② 李开兴.问道天年[M].北京:人民军医出版社,2014:17-18.

鹿病毒，近几年在非洲、日本、韩国以及我国的广西、甘肃、宁夏、福建等地发生的猪瘟，还有近期暴发的"新冠肺炎"，等等，这些疫情再次唤醒人们尘封的记忆。2014—2016 年，埃博拉病毒夺走西非三国 1.1 万余人的生命，2018 年 8 月以来，刚果（金）再次暴发埃博拉疫情，已造成 2200 多人死亡，3400 余人感染。现代瘟疫的暴发引起风声鹤唳、人人自危，令人觉得瘟疫其实离我们很近。

"卫生"一词字面上可理解为保卫生命，包含有健康之意。世界卫生组织将"卫生"定义为"身体、精神与社会适应上处于完全良好的状态"①。政府通过适当的卫生保健和社会措施来保障人民健康，这实际上是指实现人民生理、心理上的健康目标。"卫生在医学上指个人、集体的生活和生产卫生的总称，一般指为维护或增进人体健康，预防疾病，改善和创造合乎人体生理要求的生产环境、生活条件所采取的个人和社会的措施。"②卫生是一项国家卫生事业，国家采取有效措施提高医疗服务水平，改善社会生活环境，预防疾病的产生与传播；通过提高卫生教育水平，普及卫生知识，构建科学的卫生知识体系，养成良好的个人卫生习惯，增强体育运动，维护身心健康；是保障人民幸福、社会文明、经济发展、国家富强的重要标志。

近几年，中国史学界推陈出新，理论创新和方法创新皆硕果累累，其中"医疗社会文化史"③取得了不容小觑的成绩。在国内外学界，医疗史作为史学研究的一个类目和分支，伴随着史学研究范式的变化而发展。20 世纪 70 年代以后，西方史学研究经历了从"社会转向"（social turn）到"文化转向"（cultural turn）的转变。社会史研究过于注重结构主义以及社会科学化的研究方法，日渐受到"新文化史"的冲击和挑战。所谓"新文化史"是指研究者不再热衷于结构、真实性和因果关系等以往历史学重点关注的问题，而是力图通过细节的刻画和历史叙述来重现文化现象及其意义，并突显历史上"人"的多彩性和个别性，展现历史的复杂性和多元性。④新文化史兴起

---

① 何思煌.药品生产质量管理[M].北京:中国医药科技出版社,2009:60.

② 刘平娥.卫生法规[M].长沙:湖南科学技术出版社,2003:1.

③ 余新忠先生在《医疗、社会与文化读本》一书中采用"医疗社会文化史"来表述医疗史的社会与文化两个转向。

④ 王健.中国史理论前沿[M].上海:上海社会科学院出版社,2016:257.

之后，传统医学史研究以技术和医家为中心的视角日益显得狭隘，现代医疗史研究则更关注病家体验、医患关系、普通医务工作者等，更注重医学的社会和文化意义，剖析由病家体验、科学话语、社会制度和文化观念共同组成的文化建构。近年来，"全球转向"（global turn）趋势明显。史学研究一改囿于纵向联系和局部地域的特点，跨越民族国家疆域，日益国际化和全球化，疾病全球史、药物全球流通史、医学全球传播史等研究主题受到追捧。

疫病泛滥给世界各国造成了巨大损失，阻碍了人类社会的发展与进步。防止疫病扩散成为各国的共同使命。然而，近代中国民族危机深重，主权丧失，社会经济衰弱，卫生发展十分滞后。每当疫病流行，列强利用手中掌握的海关检疫权为其贸易服务，不利于疫情的防控。列强在施行卫生检疫的过程中，实行华洋有别的策略，中国民众遭受百般屈辱。因此，卫生检疫是关系到强国强种以及国家和民族安危的重大问题。与此同时，西式检疫的应运而生，客观上推动了中国卫生制度的近代化，有利于促进中国社会的近代转型。在当今全球化背景下，为防止疫情的传入和扩散，保障国家社会的可持续发展，我国势必要加强海港检疫及其相关研究。

本书结合近代中国半殖民地半封建的社会特征，试图从新文化史和全球史的视角，通过分析清季以降中国通商口岸海港检疫的机构建立、制度建设以及疫情应对的历史概况，总结分析海港检疫近代转变的原因、过程及其影响，从而进行客观的评价。

二、学术史回顾

20世纪80年代，国内史学界兴起医疗史研究，进入20世纪90年代以后，国内基本上仍围绕疾病来展开，特别是历史上的各种烈性传染病，如霍乱、鼠疫、天花等。①2003年，"非典"暴发之后，国内的历史研究者将新文化史的研究范式引入医疗史研究，对中国传统及近代卫生医疗的复杂性和

---

① 王小军.中国史学界疾病史研究的回顾与反思[J].史学月刊,2011(8):100-108.

现代性进行反思，考察其背后的权力关系与文化意涵①。目前历史学界对疾疫社会史的研究还处于起步阶段，基本局限于对国家与社会的反应形式、内容以及相互关系等问题进行探讨，而且对社会民众心理层面的剖析难以契合时代特征，对疾病概念的理解模糊不清，对疾病症状往往张冠李戴等，显然有碍于研究的深入。

近代以来，为了防止疫病流行，出现了海港检疫的相关研究。伍连德因在清末民初鼠疫防治中的贡献突出而留名青史。他同时是鼠疫疾病研究的开拓者，由他主持编著的《鼠疫概论》记录了他所领导和参与的鼠疫防治工作的整个过程，不仅讨论了历史文献所载鼠疫临床症状的医学意义，还为疾病史文献解读确立了标准，为文献检索提供了基本的路径。他的《鼠疫约编》虑及当时西医除隔离消毒法外，尚无对症疗法，故而介绍了鼠疫的病源、预防、症状、辨证及治法，并附医案与验方。北洋政府时期的《通俗防疫谈》，主要描述了由于频年疫疠，死亡枕藉，触目惊心，介绍防疫之利害关系与应对之法，以醒世俗，同享康宁。祝绍煌等编著的《防疫概要》，主要是基于抗战期间生活动荡，瘟疫易于流行，鉴于制定防疫规章、实施防疫是当时第一要务，参考各国防疫文选汇编而成。冼维逊擅长鼠疫防治，广东鼠疫防治的经历，使其在鼠疫流行史的研究中提出不少真知灼见，但其所著《鼠疫流行史》更多属于资料汇编。

中华人民共和国成立以后，陈邦贤《中国医学史》，邓铁涛、程之范《中国医学通史：近代卷》对近代中国防疫事业进行了回顾。由于时代和技术的限制，他们掌握的材料较少，论述不详尽，且距今久远，其研究方法、理论指导及认识问题的视角都有局限和不足。邓铁涛的《中国防疫史》系统地论述了从古代至2003年抗击"非典"不同历史阶段卫生防疫的行为、观念、认知和制度及其演变状况，并浓墨重彩地描述了现代卫生防疫体系引入和建立的过程。张泰山通过探寻民国时期的传染病防治与公共卫生建设，以古鉴今，为现代社会传染性疾病的防治提供启迪。梁其姿的《麻风：一种疾病的医疗社会史》，从生物和社会层面对"麻风病"史进行分析，探讨和研

---

① 梁其姿.医疗史与中国"现代性"问题[M]//常建华.中国社会历史评论：第八卷.天津：天津古籍出版社,2007：1-18.

究这种疾病为何令人恐怖并被污名化。

余新忠先生是疾疫社会史领域的佼佼者，对疾疫的社会应对有着独到的见解。他在《清代江南的瘟疫与社会——一项医疗社会史的研究》一书中，为能呈现清代江南疫情与地方社会的互动关系，详细考察了清代江南瘟疫的社会生态背景、时空分布规律以及社会各界的认识和应对策略，从医疗史和社会史的角度勾勒出近代中国社会的发展脉络、清代朝廷与地方的关系及清代江南社会的特质等。他考察了近代以来中国历次重大疫情的基本情况，从而揭示疫情对社会的影响，以及政府的应对等。他的力作《清代卫生防疫机制及其近代演变》首先从"卫生"概念的演变着手，由概念到观念再到实践，逐层深入，分析清代的卫生环境与防疫等相关问题的历史脉络，借此揭示卫生机制"现代化"背后的政治和文化"权力"变动，以及中国人对有关身体的认识进一步深化。同时该书探讨近代卫生与身体之间的关系，从多方面来观察清人对身体的感受、近代化过程中国家对身体控制的加强以及底层民众对身体自由的认知，由此探究传统文化等因素在中国社会近代转型中的作用和影响，一方面探析国人是在怎样的心态和情势下接受带有显著西方政治和文化霸权的近代"卫生"的，另一方面对卫生的"现代性"以及中国卫生近代化的过程进行反省。他专门探讨了某种疾病对人口及社会其他方面的影响，认为瘟疫是影响中国人口发展的"冷面杀手"，但并没有起到举足轻重的作用，不会产生结构性的影响。[1]他还从考察清代江南医疗设施、资源的发展及变化角度，分析了国家、官府和社会民众之间的关系，认为社会力量的活跃弥补了政府在民生政策方面的制度性缺陷。[2]

胡成先生针对国内以往相关研究史料单一、缺乏国际视野等问题提出批评，并通过呈现检疫的复杂性，探讨该如何关注和分析底层民众的生命等问题。[3]他主要立足于东北鼠疫问题的探讨，考察清末东三省肺鼠疫时采取的强制性检疫与防疫措施，审视在中国卫生现代化历程中沿袭列强及官方的立

---

① 余新忠.清代江南瘟疫对人口之影响初探[J].中国人口科学,2001(2):36-43.

② 余新忠.清代江南疫病救疗事业探析——论清代国家与社会对瘟疫的反应[J].历史研究,2001(6):45-56.

③ 余新忠.清代卫生防疫机制及其近代演变[M].北京:北京师范大学出版社,2016:25.

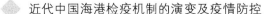

场的观点，认为当时地方社会和中医自主检疫、防疫的自救、自助和自保措施具有积极意义，呼吁关怀普通民众和弱势群体，多从病人的角度探寻近代检疫背后的复杂关系。①他还考察了1910年上海租界的检疫措施及其影响，借此说明华人社会和国家推行自主检疫有利于维护中国国家主权，也反映了民众民族意识的觉醒。②他的《医疗、卫生与世界之中国（1820—1937）》，通过描述中西医疗文化的传播和碰撞，揭示了中国医疗民族主义的兴起，还重塑了中国对近代卫生医疗的认识和想象，说明中国社会对卫生的认知出现多层撕裂，从而加大了地区、性别、种族、阶层之间的不平衡性。

近代海港检疫的建设和发展与西医的传入密不可分，这就有必要考察西医对海港检疫观念及制度的影响。祝平一以明末清初著名医家王宏翰为例，探讨了中国医家是如何面对"西医东渐"并融会西医知识的，借此来理解知识在不同文化体系中传播的境遇。③梁其姿在《医疗史与中国"现代性"问题》中论述了近代中西医碰撞下的变化，分析西医医疗制度的复杂性及独特性背景，探索从中国本身的历史传统去追溯、定义中医"现代性"的可能性。④杨祥银则从对近代中国上海医疗卫生广告象征意义的描述与分析角度，展现近代中国现代性的两个维度——建立现代民族国家的强烈诉求与追求现代生活方式的强烈欲望。⑤

近年来，国外学者从全球史、帝国史的视角考察人类医疗史，衍生出殖民医学和新殖民医学的课题。日本学者饭岛涉的《鼠疫与近代中国：卫生的制度化和社会变迁》一书，从对鼠疫传染病的救治上，探索中国逐步推进卫生"制度化"的过程，认为中国卫生防疫及社会的近代化是按照自己的方式

---

① 胡成.近代检疫过程中"进步"与"落后"的反思——以1910—1911年冬春之际的东三省肺鼠疫为中心[J].开放时代,2011(10):50-65.

② 胡成.检疫、种族与租界政治——1910年上海鼠疫病例发现后的华洋冲突[J].近代史研究,2007(4):74-90.

③ 祝平一.通贯天学、医学与儒学:王宏翰与明清之际中西医学的交会[J].历史语言研究所集刊,1999(1):165-201.

④ 梁其姿.医疗史与中国"现代性"问题[M]//常建华.中国社会历史评论:第八卷.天津:天津古籍出版社,2007:1-18.

⑤ 杨祥银.卫生(健康)与近代中国现代性——以近代上海医疗卫生广告为中心的分析(1927—1937年)[J].史学集刊,2008(5):52-59.

运作的。美国学者罗芙芸的《卫生的现代性：中国通商口岸卫生与疾病的含义》一书，通过解读"卫生"的含义，探究中国人是如何接受国家主权、科学实验、身体净化和民族适应性等现代概念的，进而揭示洋人、士绅精英、政府之间的文化权力关系。贾雷德·戴德蒙的《枪炮、病菌与钢铁——人类社会的命运》，是理解人类社会的一个重大进展，它记录了现代世界造成诸多不平等的原因，揭示了造成印第安人大规模死亡的真相被长期掩盖的原因，除了学术研究的不足之外，还有种族原因或政治需要使然。麦克尼尔的《瘟疫与人》构想出了"微寄生"和"巨寄生"历史解释的新系统观，从"寄生物"在历史长河与人类社会的互动关系角度来叙述疾病的历史，用人类的宏观史做底色，用构想的"寄生理论"穿插交织将整个故事串联起来，原来用疾病做陪衬，用疾病来解释人类活动的历史，改为以微生物引起的疾病为主角，以人类活动做陪衬的故事。普拉提克·查克拉巴提的《医疗与帝国：从全球史看现代医学的诞生》一书，从全球史的角度分析欧洲帝国主义医学史，论述医学只是一种帝国介入殖民地乃至全球卫生政策的工具，通过了解现代医学的进展可以加深对西方殖民史的理解，揭示医学不仅仅扮演守护健康的角色，同时还肩负着促进经济发展、完成文明开化的使命等。

法国著名作家、诺贝尔文学奖得主加缪所著《鼠疫》一书，是以象征手法写成的哲理小说，讲述阿尔及利亚的奥兰发生瘟疫，突如其来的瘟疫让人不知所措，通过描写北非一个叫奥兰的城市在突发鼠疫后，以主人公里厄医生为代表的一大批人面对瘟疫奋力抗争的故事，淋漓尽致地表现出那些敢于直面惨淡人生、拥有"知其不可而为之"的大无畏精神的勇者在荒诞中奋起反抗，在绝望中坚持真理和正义的伟大的人道主义精神。劳里·加勒特的《逼近的瘟疫》以纪实性的笔法描述了20世纪后半期世界各地瘟疫暴发及流行的情形，警示人们不要沉醉于以往抗击瘟疫的成绩中，人类与瘟疫的战争还永未结束。

韩国学者辛圭焕从对卫生概念史的梳理入手，对人口管理、卫生教育、疾病管控、城市卫生、卫生改革等方面作了详细且深入的探讨，揭示了国家卫生行政制度及其实施过程的复杂性。[1]罗斯的《病痛时代：19—20世纪之

---

①　余新忠.清代卫生防疫机制及其近代演变[M].北京:北京师范大学出版社,2016:15.

交的中国》，作者以一个外国人的视角和眼光审视这片神奇的土地，并用生动的语言记录下他的观感和惊奇，内容涉及东西方文化冲突引起的中国的变化。班凯乐的《十九世纪中国的鼠疫》，将医学史与社会史相结合，利用详尽的报纸、杂志、记录、报告等资料，重塑了清末鼠疫影响下的社会面貌，揭示了由鼠疫所引发的公共卫生问题及国家与社会、殖民者与殖民地人民之间的关系。苏珊·桑塔格所著的《疾病的隐喻》对诸如结核病、艾滋病、癌症等疾病的隐喻及其疾病观念转换成政治压迫的过程进行反思和批判，由此重新审视现代全球化社会中的疾病意象及政治话语。唐纳德·霍普金斯的《天国之花：瘟疫的文化史》通过大量翔实的资料重温了人类消灭天花的历史，意在说明天花瘟疫足以影响自然与人类的历史进程。

学界对近代海港检疫的研究也取得了一定的成果。然而，目前的海港检疫研究，主要是基于史料的挖掘做一些总体性的介绍。杨上池在《我国早期的海港检疫》一文中介绍了近代中国上海、厦门海港检疫的施行情况。顾金祥《我国海港检疫史略》一文从总体上回顾了我国海港检疫的发展历史，对近代海港检疫先后经历的四个时期（海关主办时期、海港检疫管理处接管时期、抗日战争时期和国民政府卫生部接管时期）进行介绍。连心豪探讨近代海港检疫对东南亚华侨移民的影响，揭示殖民主义国家利用海港检疫欺压中国人民，以及海港检疫是国际经济的晴雨表，以此说明海港检疫主权的重要性。[1]刘岸冰介绍了中国政府在收回上海海港检疫主权之后，制定了一系列的规章制度，施行船只检疫，并加强与国内其他港口的检疫合作，还进行了防治传染病的相关研究。[2]刘利民通过分析文献资料，梳理了中国政府收回海港检疫主权的相关活动，探讨中外各方对中国收回检疫主权的反应，说明实现自主检疫的意义。[3]此外，他还详细分析了近代中国丧失海港检疫主权的危害。[4]杨祥银、王鹏综合分析对收回海港检疫主权的各方表述，展现伍

---

① 连心豪.近代海港检疫与东南亚华侨移民[J].华侨华人历史研究,1997(增刊):45-53.

② 刘岸冰.回眸近代上海海港检疫[J].都会遗踪,2013(2):28-38;刘岸冰,何兰萍.近代上海海港检疫的历史考察[J].南京中医药大学学报(社会科学版),2014(1):1-24.

③ 刘利民.南京国民政府收回海港检疫权活动探论[J].武陵学刊,2014,39(6):85-91.

④ 刘利民.近代海港检疫权的丧失及其危害探论[J].历史教学,2018(14):63-37.

连德收回海港检疫主权主张的民族主义特征和现代性。[1]王鹏介绍了近代东北海港检疫实施的历史概况，并分析其对建立海港检疫处和全国海港检疫事业的影响。[2]杜丽红则以1894年香港鼠疫为例，从全球化的视角考察上海、广州、香港三地海港检疫的实施情况，揭示海港检疫必须依靠地方政府和社会的多方合作，单靠医官和海关力量难以控制疫情。[3]上海出入境检验检疫局编写的《中国卫生检疫发展史》，既是对中国口岸卫生检疫发展百余年历史的回顾，又是对中华人民共和国成立后，尤其改革开放后，中国口岸卫生检疫全面走向法制化、规范化道路，确保卫生安全和人民健康，促进对外贸易发展取得良好业绩所作的全面总结。以上研究使用了大量原始档案资料，从殖民主义、民族主义和全球史角度审视近代中国，围绕海港检疫的形成、发展及影响等方面展开论述，取得了一些成果，但是，这些研究对近代海港检疫机制、具体政府行为以及民众防疫观念嬗变等方面的论述尚不深入，相关近代文献资料还有待进一步挖掘。从总体上说，海港检疫史研究仍相当薄弱。

虽然近代中国海港检疫规制的逐步建设和确立，离不开对西方医学和卫生防疫制度的借鉴甚或照搬，但是传统医学并未消亡，而且在西方医学的挑战下主动进行变革和调适。伴随着西方列强的殖民扩张"西医东渐"，因此现代西方医学具有某些"殖民医学"的重要特征。过去有些学者习惯把西方医学在殖民地根植的过程描绘成现代科学"传播与吸收"的过程，有强大的优越感和塑造身份认同的力量。这种看法严重简化了西方医学进入非西方社会的复杂历史过程，因为它忽略了当地社会往往对西方医学持有分歧、矛盾以及选择性利用的多样态度，也未能厘清其中的复杂动机与利益纠葛，更没有看到当地人是透过既有的文化资源和认识框架来理解现代西方医学的[4]。饭岛涉提出，受国际环境变化的影响，中国加强与国际联盟的合作，推进卫

---

① 杨祥银，王鹏.民族主义与现代化:伍连德对收回海港检疫权的混合论述[J].华侨华人历史研究,2014(1):51-60.

② 王鹏.近代东北海港检疫的开端与影响[J].社会科学战线,2018(1):251-255.

③ 杜丽红.海港检疫全球化对华影响之研究——以1894年香港鼠疫为例[J].全球史评论,2015(8):137-155.

④ 王健.中国史理论前沿[M].上海:上海社会科学院出版社,2016:259.

生事业的发展和国家卫生机构的调整，近代海港检疫的制度化只是近代国家机构调整和政治制度重组的一个方面。[①]总结以往的疾疫史研究，学界对中国海港检疫的研究还相对薄弱，缺少对帝国角色的深入分析，忽略了传统医学文化对西方医学吸收和排斥的分析，忽视了社会精英、民众对个体权利的伸张以及社会变化的感观，未深入描绘国际外交、卫生文化交流活动和社团组织与中国社会的交互过程。通过研究近代中国海港检疫机制的演变，不仅可以了解卫生医疗的历史状况、社会文化变迁和制度革新的困境，还可以了解政府、民众、社团组织、帝国等角色的反应，揭示中国社会卫生观念的进步和海港检疫规制引建的历史过程、实施效果及其不足，以期为现代海港检疫和卫生医疗的发展提供历史经验和教训。

三、概念界定

概念是理论研究的基点，疾病史研究的开展离不开对瘟疫等疾病概念的历史分析，追溯其在历代的各种表述及其演变特点，有助于疾病史研究的正确表述。

"疫"指瘟疫，是指由各种致病性微生物或病原体引起的传染性疾病。在《辞海》中，"疫"指瘟疫，急性传染病流行的通称。[②]"检疫"则表示对传染病患者、疑似患者及其接触者，实施隔离或是限制其行动的行为，是一种预防传染病的应对措施。《辞海》将"检疫"定义为防止某些传染病在国内蔓延和国际间传播的一项措施，主要包括三类：（1）对病例或疑似病例采取医学观察、隔离或留验等措施的预防检疫。（2）对出入疫区人员进行必要的限制或禁止的疫区检疫。（3）对出入境的船舶、飞机、车辆、交通人员、旅客、行李、货物等实施医学检查和卫生处理的国境卫生检疫。[③]

疾病是机体在一定病因损害性作用下，因自稳调节紊乱而发生的异常生

---

① 饭岛涉.鼠疫与近代中国：卫生的制度化和社会变迁[M].朴彦，余新忠，姜滨，译.北京：社会科学文献出版社，2019：336-337.

② 夏征农，陈至立.辞海[M].6版.上海：上海辞书出版社，2009：2721.

③ 夏征农，陈至立.辞海[M].6版.上海：上海辞书出版社，2009：1064.

命活动过程，并引发一系列代谢、功能、结构的变化，表现为症状、体征和行为的异常。①疾病一般分为传染性疾病和非传染性疾病两种，传染性疾病是指由于细菌、病毒等病原体自身具有繁殖能力，可以从一个宿主传播到另一个宿主，使之产生同样的疾病，比较常见的有鼠疫、霍乱、天花、疟疾、痢疾、麻疹、水痘、白喉、脑膜炎、烂喉痧（猩红热）、斑疹伤寒等。非传染性疾病主要是指由职业和环境、生活与行为方式、自身机体病变等因素引起，如遗传病、免疫原性疾病、异常细胞生长、代谢病、营养性疾病、精神失常疾病、老年性疾病等几类，比较常见的有肿瘤、精神疾病、阿尔茨海默病、心血管疾病、内分泌系统紊乱等，一般无传染性。由此可见，瘟疫只是某种疾病，但疾病并不都是指瘟疫，只有那些具有较强传染性的疾病，已造成较为广泛区域的传播和影响的，才能称之为瘟疫。不过，由于以往对疾病的认知水平有限，不同时期对瘟疫的称呼会有所区别。

　　"海港检疫"主要是指在海港进行检查和免疫检疫，英文是 Quarantine，转译自意大利语 Quarantina，词源是拉丁文 Quarantum。1348 年，意大利政府为防范流行欧洲的"黑死病"，在威尼斯设立了世界上第一个卫生检疫站，并制定了最早的检疫法规，规定有染疫嫌疑的商人不得进入。1374 年，意大利的威尼斯首先对外来的商船实施检疫；彻底禁止患者入境，并对患者除钱币外的用品采取冰冻和焚烧的方式处理，对钱币则用醋浸泡；对疫区人员及疑似患者则在登陆处（远离港口的地方）隔离 30 日，后来又延长到 40日。②1377 年，意大利的拉古萨颁布了《海员管理法则》，内容基本与上述威斯尼的检疫措施相似。将强制性的隔离措施作为阻止疫病蔓延的对策，已经成为世界各国的普遍惯例，因此逐渐形成了"检疫"的概念。所以 Quarantine 的本意是指"隔离 40 天"，后引申为海港检疫，这就是狭义的海港检疫。这种始于中世纪意大利人在海港实施防范疫病的隔离检疫措施，后来被人们逐步推广到阻止动物传染病、植物传染病等的传播方面，于是形成了广义的海港检疫。

　　刘荣伦先生认为，海港检疫是主权国家通过卫生检疫手段，对海上、空

----

① 张根葆.病理生理学［M］.2 版.合肥：中国科学技术大学出版社，2017：5.

② 宋明昌，陈晓枫，吴少军，等.乌拉圭回合与中国卫生检疫［M］.北京：法律出版社，1993：150.

中、陆路交通工具、货物、旅客以及其他物品，进行检疫查验、疫源检索、染病监测、卫生监督等，以达到防止传染病由国外传入国内的目的。①本书所探讨的海港检疫和近代中国的社会经济条件密切相关，近代海港检疫的实施和列强由沿海侵入中国并以此为据点是分不开的，列强为维护其商业和本国居民的安全实施海港检疫，以防止传染病的传播，中国政府迫于外在压力在通商口岸实施或仿照实施海港检疫。故而，近代中国的海港检疫主要集中在沿海沿江通商口岸，对疫区来船及其人员、货物施行消毒、隔离、救治等检疫措施，并采取预防接种等防疫措施，以预防和控制疫病传播以及治疗疫病患者。

"机制"一词最早来自希腊，本是指机器的构造、功能及其相互关系和工作原理。后来引申到不同领域，就有了不同的表述。在生物学领域称为生物机制，主要指生物有机体的自我控制工作系统，在社会领域则称为社会机制，主要指人类创造出来为达到某种目的，实现某种功能的系统②，通常指各要素之间的结构关系和运行方式，包括机构组成部分的相互关系以及各种变化因素的相互联系。本书论述的"机制"，主要是指在近代中国通商口岸实施检疫、防疫的相关措施及其实施效果，主要包括近代海港检疫的机构设立及运行、规制完善和疫情防治等方面。

本书考察的海港主要是近代中国沿海沿江的港口城市，包括东南沿海的上海、广州、厦门，长江流域的武汉、重庆，以及松花江流域的哈尔滨、齐齐哈尔等城市，对后续出现的边境、内陆、日占区、解放区等地区的检疫不作详细论述；主要考察的检疫内容是指对疫区来船及其人员、货物施行消毒、隔离、救治等海港检疫措施，并采取预防接种、注射疫苗等卫生防疫措施，而对动植物检疫、铁路检疫、航空检疫等内容不作详细论述。

---

① 刘荣伦.孙中山悬壶济世[M].北京:中国文联出版社,2008:95.

② 陈朝宗.制度学理论与我国制度创新实践[M].北京:中共中央党校出版社,2008:110.

四、研究思路与方法

（一）研究思路

据笔者对当代卫生医疗史研究的了解，发现学界对近代中国海港检疫机制的研究较少，即使有的著作或论文有所涉及，但是不够深入。近代海港检疫机制的研究涉及历史学、医学、政治学、社会学等，属于多学科交叉的综合性研究课题，可从区域史、全球史、新文化史等视角进行分析，特别强调综合分析的方法。本书基于前人研究成果，对近代报刊文献进行深入解读，着重对近代海港检疫的形成原因、演变过程以及相关法规的制定、实施效果、社会反应等方面进行考察和分析，揭示近代以来海港检疫机制的发展变化对国家、社会、民众所起的作用，探究近代海港检疫机制转型的深层原因、社会意义及其不足之处。

基于以上认知，以近代中国海港检疫的发展为主轴，通过回溯中国传统卫生观念和医学的概貌来理解卫生检疫观念的转变，并探讨海港检疫机制的变化过程及其原因和影响。按此思路，本书分六个章节进行论述：

第一章通过回溯中国传统卫生观念和医学的概貌，考察近代海港检疫机制产生的历史渊源，以此说明近代以来海港检疫机制的形成具有中国传统的社会基础与渊源。近代海港检疫是"舶来品"，并随着现代科学的发展而发展。同时，中国传统文化具有兼收并蓄的特点，传统卫生的内涵随着时代变迁得到不断丰富，并成为吸收及发展西方检疫制度的基础和前提。

第二章考察了晚清的疫情防控以及卫生检疫制度的引建。在疫情防治的过程中，中国政府的卫生防疫观念发生转变，开始逐步接受西式的卫生防疫。与此同时，西医得到传播，并冲击中医的传统地位。清政府接受西医，采用西医的防疫方法构建防疫体系。但是，近代中国海港检疫主权的丧失给中国社会、政府及民众造成巨大冲击，通过讲求卫生实现"强国""强种"成为时代的呼声，这就为清末推动自主检疫准备了条件。晚清政府颁布施行海港检疫机制，顺应时代发展的要求，但我们同时要反思海港检疫机制引进的方式和过程，说明卫生制度的现代性必须与中国的国情相适应，要保持民族性，而不是任人摆布。

第三章主要探讨北洋政府时期海港检疫机构及机制的发展，并分析推动海港检疫主权收回的相关因素。北洋政府时期，政局不稳，当政者几易其主，崇洋媚外，卫生行政管理混乱不堪，海港检疫有名无实。但是，当时的政府对海港检疫机制的发展还是起到了一定的积极作用。1916年颁布的《传染病预防条例》，虽然未能在全国施行，但却标志着中国第一个近代公共卫生法规的诞生。1919年成立的中央防疫处是中国第一个全国性的近代防疫研究机构。东三省鼠疫防治的成功，使得中国在国际卫生领域的地位进一步提高。伍连德等人积极代表中国政府参与国际卫生合作与交流，并在国际联盟卫生组织的协助下，做好收回海港检疫主权的相关准备。民族主义和爱国运动的兴起也加速了这一进程。

第四章主要探讨南京国民政府初期海港检疫的调整。"东北易帜"之后，国民政府形式上统一了全国，具备了收回海港检疫主权的政治条件。面对瘟疫频发，南京政府积极应对，进一步完善海港检疫规章，并大力宣传防疫知识，使得民众的防疫意识得到明显增强，对现代防疫手段由排斥走向认同。各地海关各自为政不利于疫情防控，一些有识之士主张并推动收回海关检疫权。

第五章主要探讨在南京国民政府时期全国海港检疫的建立与实践。政府颁行相关海港检疫规章，建立了全国海港检疫体系。1930年7月1日，成立全国海港检疫管理处和上海海港检疫所，标志着海关兼管海港检疫的时代结束。随后在伍连德等人的努力下逐步从列强手中收回了海港检疫主权。中国海港检疫与国际逐步接轨，与新加坡东方事务局建立疫情情报共享及协作关系。抗战时期，沿海港口相继沦陷，各检疫所多由日伪军接管，仍归海关兼办，由日方派人负责。

第六章阐述近代中国海港检疫机制演变的原因及影响。本章通过综合分析政治环境、制度条件、国际关系、社会观念、文化教育、科技水平、人口素质、社会公共组织等因素，了解近代中国海港检疫机制演变的历史原貌，从而把握社会发展变化的规律，认识到近代海港检疫机制的建立和演变推动了思想解放、卫生观念转变，有助于完善卫生防疫机构和体制，提高全国卫生水平，重视卫生教育，还有利于促进国际合作和提高国际影响力。

结语部分说明近代中国半殖民地半封建的社会环境，决定了近代中国海港检疫制度化的趋势和特点，海港检疫的制度化是近代国家建设的重要内容。

（二）研究方法

本书写作坚持以历史唯物主义为理论指导，以全球史、新文化史为研究视角，采用多学科交叉、实证与理论相结合的综合分析方法，具体如下：

1.史料分析法

本书将晚清至民国的报刊文献资料进行了仔细梳理，对有关近代中国海港检疫的文献记载、新闻报道、社会评论等进行具体的分析研究。

2.比较研究法

在阐述近代中国海港检疫措施时，采用比较研究法，将中国同英、法等帝国在华租界的检疫措施，以及收回海港检疫主权前后的中外检疫措施进行比较，说明中国行使卫生行政主权的重要性，民众为争取身体权利和民族自主权进行了不懈的努力。

3.列举法

本书多处采用列举法，如对中国政府面对疫情所采取的检疫措施进行分析，从而对检疫措施的有效性和检疫机制的合理性进行评价；以中国红十字会、洛克菲勒基金会等社会团体组织应对疫情的措施为例进行分析，突出阐释民间社会团体在疫情救治上所做的贡献。

五、创新点和不足

（一）创新点

本书的创新点主要体现在以下三个方面：

首先，研究内容具有开拓性。据笔者对当代卫生医疗史研究的了解，发现学界对近代中国海港检疫机制的研究较少，即使有的著作或论文有所涉及，可是不够深入。本书在前人研究成果的基础上，着重对近代海港检疫机制的演变过程，相关法规的制定、实施效果影响及社会反应等方面进行更进一步的分析和探索。

其次，观点新，视域广。笔者将近代中国海港检疫机制的逐步引建和确立，纳入西方列强的殖民扩张和"西医东渐"的进程中进行考察，揭示西方医学在中国的根植过程具有"科学性"与"奴役性"双重特征，民众和社会精英为争取我国海港检疫主权而进行了不懈的抗争，还进一步分析了社会观念、战争环境、国际关系等对海港检疫机制"现代性"和卫生防疫制度现代化进程的影响。笔者从殖民史、全球史、医疗社会史等视角进行探讨，具有较开阔的视野。

最后，研究方法具有创新性。笔者主要应用历史学研究方法，并结合社会学、政治学、国际关系学等多学科进行研究，勇于尝试新的研究路径。

（二）不足

本研究仍须努力解决以下两个方面的问题：

一是海港检疫资料收集问题。史料充分是研究历史的基石。在收集材料的过程中发现，由于历史原因或管理保存方式不当，部分材料已经遗失。有的则由于年代久远，纸质材料易损或尚处在数字化进程中，暂不对外开放。这些资料的缺失对本论题论证的完整性产生一定影响。

二是个人研究能力还有待加强。个人知识和研究经历有限，跨学科、多视角的综合分析能力显得不足；材料繁多，去伪存真难度大，恐有引用失当之处；英文基础不够扎实，对英文期刊及原著内容的理解不够准确。

总之，由于个人研究水平有限，倘有不足之处，恳请读者批评指正。

第一章 中国疾病、卫生观念的赓续与转变

近年来，学界颇为关注近代医疗史研究，开始探讨传统医学近代转变的相关问题。自20世纪70年代始，国外学者就从帝国医学史角度论述，试图"找回帝国失落的声音"[①]，呼唤人们关注对妇女、农民、部落居民等边缘化人群的历史书写。1978年萨义德的《东方主义：西方对东方的定义》，它揭露了欧洲的文化霸权主义破坏亚洲的文化与知识传统。罗芙芸在《卫生的现代性：中国通商口岸卫生与疾病的含义》一书中，通过对中国有关卫生文本的分析，探讨卫生的传统及现代含义，以揭示卫生现代性的形成过程及影响。国内学者主要探讨了传统卫生的历史内涵，及其在近代民族危机冲击下的转变。[②]他们对卫生的内涵由传统到近代转变的外在原因分析较多，而对其内部原因的分析较少，着眼于这种转变的影响的分析少之又少。在此，笔者觉得有必要对此加以深入探讨，希望能弥补相关研究的不足。

第一节 传统疾病观念的演变

古人对疾病的产生规律已有一定的认识，在最早的甲骨文、金文中就有疾病产生、流行及治疗的相关记载，《周礼》《吕氏春秋》《春秋公羊传》等

[①] 普拉提克·查克拉巴提.医疗与帝国：从全球史看现代医学的诞生[M].李尚仁，译.北京：社会科学文献出版社，2019：21.

[②] 杜志章.论晚清民国时期"卫生"涵义的演变[J].史学月刊，2008(10)：105-110；聂春燕，李禹阶.近代的"卫生"与民族复兴[J].甘肃社会科学，2017(2)：183-187.

也不乏其说。①《黄帝内经》则首次提出温病这一概念，并指出温病具有传染性、流行性及病因、病症相似的特点，而且与气候变化密切相关。②聂广认为，《黄帝内经》中的温病概念有广义狭义之分，狭义的温病专指伤寒一类，广义的温病泛指异常温热气候所致的各种疫病。③此后，医界一直存在这两种温病的说法，只是未能厘清两者的区别。

狭义的温病主要是由"非时之气"造成的，与气候变化密切相关，只要"正气存内"，就能"避其毒气"。《难经》第四十九、五十难，结合五行相生关系理论，提出温病、湿温、热病、中风、伤寒的形成及区别，使狭义的温病概念正式流传。④

东汉时期，张仲景的《伤寒论》认为，温病有三：春温、秋温及冬温，夏天湿热，病暑不病温。不同季节发生温病，都与时气有关。同时认为，霍乱是因"寒热失调""六气不和"所致，因"饮食不节""壅滞"而"吐利"者，并不属于霍乱。⑤

刘完素运用阴阳五行学说解释气候变化，及其对人体运行的影响，肝、心、脾、肺、肾五脏分属于木、火、土、金、水五行，五行的属性又分别指风、暑、湿、燥、寒五种不同的气候，五脏发病与五行所代表的气候变化密切相关，由此提出五运六气学说，认为"五运主病""六气为病"。⑥刘完素认为，风、热、湿、火、燥、寒"六气"，是人体发病的病因。

元代王履的《医经溯洄集》认为，温病与热病、湿病、伤寒同类，是伤寒随春温、夏热、秋湿、冬寒四时天气变化而变化，其名有所不同而已。王履将

---

① 陈戍国.周礼·仪礼·礼记[M].长沙:岳麓书社,1989:12;许维遹.吕氏春秋集释[M].北京:中国书店,1985:9-10;公羊高.春秋公羊传[M].沈阳:辽宁教育出版社,1997:28.

② 张琦.素问释义[M].北京:科学技术文献出版社,1998:121,127.现代中医对外感病的治疗有伤寒派和温病学派两种,前者认为温病乃外感风寒之邪所致,后者认为温病是因感受四时不同的温邪所致。温病亦称为温热病,属广义的伤寒范畴,具有季节性、传染性、流行性的特点,其中造成大规模流行的温病才被称为瘟病。由于古人所处时代的局限,对温病病因认识不足,往往以热象作为诊断依据,未能认识到瘟疫的致病因是细菌、病毒等微生物。因此,瘟疫也往往被当作温病对待,故古时瘟疫也被称为温疫。

③ 聂广.温病概念之历史演变[J].中医研究,1991(3):7-9.

④ 秦越人.难经[M].北京:科学技术文献出版社,1996:27-28.

⑤ 黄竹斋.伤寒杂病论会通[Z].西安:陕西省中医药研究院,1982:118-119,360.

⑥ 刘完素.素问玄机原病式[M].北京:人民卫生出版社,1983:27.

温病与伤寒从概念、发病机制和治疗原则上做了区分，但是他囿于"冬伤于寒，至春而发"，认为温病只是伏热自内达外，治疗当与即发之伤寒不同。①

清代王士雄（字孟英）作为温病学派的完善者，他的医书《随息居重订霍乱论》《回春录新诠》《王孟英医学全书》《温热经纬》《王孟英医案》仍不敢违背"伤寒有五"的古训，而陆懋修（字九芝）的《文集》、民国时期恽树珏（字铁樵）的《内经讲义》《伤寒论讲义》《温病明理》《恽铁樵医书合集》《药盒医案全集》等仍坚持"伤寒必化为热""温必本于寒"。②

广义温病的概念最早见于《黄帝内经》，其兴起与临床医疗的突破密切相关。在对伤寒、中风、温病、热病、阴阳盛虚等不同病症的治疗过程中，医家坚持分症分治，对伤寒和温病进行辨别和区分，推动了广义温病学的发展。

晋朝葛洪《肘后备急方》对温病也有论述，认为"其年岁中有疠气兼挟鬼毒相注，名为温病"③，并附有相关治疗温病的方剂。

隋朝巢元方《诸病源候论·疫疠病诸候》中对疫疠病因的阐发与王叔和、葛洪等人的认识一脉相承，认为岭南地区的青草瘴、黄芒瘴等瘴气属于疫疠范围，并对病因、证候进行更为具体细致的论述。④巢氏指出温病、疫疠的病因是"岁时不和，温凉失节""人感乖戾之气"，传变特点是"转相染易，乃至灭门，延及外人"，治疗方法是"预服药及为法术以除之"⑤。

唐朝孙思邈在《千金方》（《备急千金要方》和《千金翼方》的合称）中记载，疫气是自然现象，人们不能阻止它，但可以采取预防措施。⑥唐朝王冰在其所补的《黄帝内经素问》遗篇《本病论》中，提出温疫源于五运六气的异常变化，因而称为"五疫"或"五疠"，即金疫、木疫、水疫、火疫、土疫，由此可见古人已经意识到温疫的病因是一种疫毒之气，而不是一般的六淫外邪。⑦

① 王履.医经溯洄集[M].北京：中华书局，1985：4-10.
② 聂广.温病概念之历史演变[J].中医研究，1991（3）：4-9.
③ 葛洪.肘后备急方[M].天津：天津科学技术出版社，2005：45.
④ 巢元方.诸病源候论[M].沈阳：辽宁科学技术出版社，1997：58-59.
⑤ 岳冬辉.温病论治探微[M].合肥：安徽科学技术出版社，2014：10.
⑥ 孙思邈.备急千金要方[M].沈阳：辽宁科学技术出版社，1997：144.
① 王冰.黄帝内经素问[M].沈阳：辽宁科学技术出版社，1997：168-169.

宋代郭雍对温病的命名提出质疑，并对暑病和热病进行了区分。①宋金时期医家张从正在《儒门事亲》中，对瘟疫的临床表现、治疗提出了自己的观点，指出瘟疫与伤寒、风湿等症状相似，但治法不同。"又如正、二、三月，人气在上，瘟疫大作，必先头痛，或骨节疼，与伤寒、时气、冒暑、风湿，及中酒之人，其状皆相类，慎勿便用巴豆大毒之药治之……夫瘟证在表不可下，况巴豆之丸乎。"②元朝医家朱震亨提出："瘟疫，众人一般病者是，又谓之天行时疫。治有三法：宜补，宜散，宜降。"总结了治疗瘟疫的方法。③

明代医家汪机的《汪石山医学全书》在温病发病学上明确提出了新感温病之说。温病的新感学说突破了"冬伏寒""春发温"的传统，促进了伏气学说的发展，也推动了广义温病概念的发展。

吴又可对疫病治疗有过亲身实践，对疫病流行进行了细致入微的观察。他认为，瘟疫并非"四时邪气"所致，猛烈抨击"伏寒化温"之说，而是"疫邪"侵入人体"膜原"造成的。吴又可的《温疫论》指出，形成温疫的根本原因是"疫邪"，或称"疫气""疠气""戾气"等，而四时不正为"疫邪"流行创造条件。人们感染"疫邪"的方式不一，个体抵抗力有所差异，具体的病症会有所差别，但病因是一致的，皆为"疫邪"所伤。吴又可认为，"疫邪"虽然肉眼难以察觉，但它是客观存在的，其有多种传播途径。④

清代余师愚在吴氏疫邪理论的基础上，论述疠气是"疫疹"的病因，指出瘟疫与温热病有根本区别。"此天时之疠气，人竟无可避者也。原夫致此之由，总不外乎气运。人身一小天地，天地有如是之疠气，人即有如是之疠疾。"⑤余师愚根据疫症的特征，大胆尝试新药方，减少硝黄用量而以石膏为主，得到了自身临床经验的证实。"予今采用其法，减去硝黄，以疫乃无形之毒，难以当其猛烈，重用石膏，直入戊己，先捣其窝巢之害，而十二经之患自易平矣，无不屡试屡验，故于平日所用方法治验，详述于下，以俟高明

① 郭雍.伤寒补亡论[M].郑州:河南科学技术出版社,2014:1-2.

③ 张从正.儒门事亲[M].沈阳:辽宁科学技术出版社,1997:7.

④ 朱震亨.丹溪心法[M].沈阳:辽宁科学技术出版社,1997:12.

⑤ 吴又可.中医非物质文化遗产临床经典读本:温疫论[M].北京:中国医药科技出版社,2011:1.

⑥ 余师愚.疫疹一得[M].北京:人民卫生出版社,1996:17.

者正之。"①由此可见，中医的治疗理论和方法具有很强的生命力，它需要历代医家不断的开拓。

广义温病学说的发展主要表现在增加了疫疠的含义、新感的含义和伏邪的含义，分别形成了以吴又可为首的温疫学派、以叶天士为首的温热学派和以柳宝诒为首的伏气温病学派。

叶天士是温热学派的奠基人，他所著的《温热论》为温病学说提供了理论基础。他提出"温邪上受，首先犯肺，逆传心包"②的观点，说明温热邪气感受和传变的途径是由表入里，从而形成外感温病理论。柳宝诒的《温热逢源》三卷，以伏气发温为重点，探微抉隐，质疑发问，认为吴又可"将伏气化温之病，概行抹煞"，"暑湿浊邪蒙蔽中焦之症"与"疫厉恶毒之邪"，"如霍乱、烂喉、捻颈等险恶之证"不同，"叙述病情，不能分析清楚，混称之曰温疫"，致使后人"相沿遗误"。③

吴又可认为，"热病即温病也，又名疫者，以其延门合户，又如徭役之役，众人均等之谓也"，同时"异气所感，其传有九，此治疫紧要关节"。④叶天士等人从温热祛邪发展到新感温病，对温病理论进行了充实，叶天士创立卫气营血辨证及其治疗大法；薛生白总结湿温病的因机证治；吴鞠通补充三焦辨证和系统的方药，四时温病及其辨治遂成体系。伏气温病原是狭义温病概念的体现，而后受新感学说的影响，伏气温病成为广义温病概念的重要组成部分，从"伏寒"之说演变为六淫、疫疠皆可伏邪，并广泛探讨了伏邪的部位、病机、证候及治疗。可见，医学实践的发展、临床经验的积累和医疗观念的变革，是医学理论发展的前提。

医家所处的时代不同，对疾疫的体会和认识也有所不同，因此会出现各种病症混淆、病名误用等情形。目前学界对医史的研究还不甚深入，研究者往往缺乏相关医学知识技能，在研究中也会出现误用、乱用病症、病名的现象。吴又可的《温疫论》对温病、温疫、瘟疫、时气、时疫、疫疠等概念进

① 余师愚.疫疹一得[M].北京：人民卫生出版社，1996：15-16.
② 魏汉奇，袁宝庭.温热论注评[M].北京：中医古籍出版社，1993：1.
③ 柳宝诒.温热逢源[M].北京：人民卫生出版社，1959：53-55.
④ 浙江省中医研究所.《瘟疫论》评注[M].北京：人民卫生出版社，1985：2551.

行比较，认为仅仅是名称不同，实际上是同一种疾病。[①] 由此可见，历代史书、医书对疾疫记载大多语焉不详，对疾病的命名也不规范，多以片面的病症命名，导致一种疾病有几种不同的病名，所谓"疠疾""疫疾""温病"等只是统称，并不能等同于现代意义上的瘟疫，和现代瘟疫的含义是大不相同的。正是这种状况的出现，致使后人难以辨别传染病的种类，给研究带来了不少困扰。

为此，为了研究的准确性，通常需要对古书中的病名及其特点描述进行考辨、甄别。近代以来，频繁发生的瘟疫对国家和社会产生了相当大的影响。虽然瘟疫的种类有许多，但仅有几种具有规模大、烈性传染和高致死率的特点，社会影响相对严重，以下对某些瘟疫的概念及特征进行重点分析。

鼠疫是由"鼠疫耶尔森菌"（俗称"鼠疫杆菌"）引起的烈性自然疫源性传染病。原本只是在鼠间传播，后由鼠蚤为媒介而变为人间鼠疫。早在春秋战国时期的《黄帝内经》中就有与鼠疫症状相似的"恶核病"的相关记述。鼠疫主要有腺鼠疫和肺鼠疫两种，我国南方主要流行腺鼠疫，北方主要流行肺鼠疫。鼠疫是近代医学传入以后的名称，根据陈邦贤等人的研究，古时鼠疫常被称为"核疫瘟""病子""痒子""恶核""核子瘟""庆疫"等。鼠疫最早在何时发生，还尚未确定，原因就在于我国古代对鼠疫的记载没有统一的名称，大多以"瘟疫""灾疫"等笼统概念称呼，缺乏对病症的翔实记载，这就使得难以判断疫情的种类，只能依据史料和医书的记载与鼠疫症状进行比对而推断。据不完全统计，清末民初，鼠疫曾多次流行，如表1-1所示，这引起学界对鼠疫的关注。学界对鼠疫的最早记载进行探寻，《鼠疫概论》推断中国鼠疫的最早记录在崇祯十七年（1644年），而根据曹树基的研究，将最早记录时间提前到万历九年（1581年），足足提前了63年。[②]

表1-1 清末民初鼠疫流行大致情况

发生年份	流行区域	鼠疫概况
1866年	云南各城	居民死亡过半

① 吴又可.中医非物质文化遗产临床经典读本:温疫论[M].北京:中国医药科技出版社,2011:27-28.
② 《鼠疫概论》,伍连德、陈永汉、伯力士等编写,卫生署海港检疫处、上海海港检疫所1937年版;曹树基.鼠疫流行与华北社会的变迁(1580—1644年)[J].历史研究,1997(1):17-33.

续　表

发生年份	流行区域	鼠疫概况
1867年	北海	有发现,不剧烈
1871—1873年	思茅、蒙自	夏季较轻,冬季猖獗
1882年	钦州、廉州、北海	北海死亡四五千人
1889年	龙州	暴发疫情
1890年	北海与广州间沿岸的乌涌	发现疫情
1891年	廉州高桥	死者数以千计
1892年	北海以东的安铺附近地区	居民死者甚多
1893年	蒙自、龙州等地	由云南扩张到广西多地
1894年	广州、香港、厦门	五月最盛,至七月末消失
1895年	蒙自、海南、龙州、梧州	大都起于三月,止于七八月
1899年	澳门、广州、汕头、厦门	死者数以千计
1901—1903年、1914年	福州	暴发于四月,止于十月
1910—1911年	满洲	黑龙江死亡14636人、吉林死亡22222人、奉天死亡7114人
1917年	厦门	时常暴发
1917—1918年	山西	死亡16000人
1920—1921年	满洲	死亡9000余人
1931年	漳州、石码	剧烈流行,患者一千六七百人
1933年	同安	小暴发

　　资料来源:陈胜昆.中国疾病史[M].台北:自然科学文化事业公司出版部,1981:12-21.另据徐天胎.福建民国史稿[M].福州:福建人民出版社,2009:633-634记载:1935年鼠疫以龙岩为中心,龙岩城厢及近郊鼠疫患者死亡人数为209人;1937年3—6月,闽南鼠疫猖獗,尤以惠安、莆田、福清、仙游为甚,同时在沿海十余县流行,死亡三四千人,其余无从调查,死亡人数甚多;闽北鼠疫以松溪、政和两县为烈,其余各县则是间歇、散发性流行。

　　至于鼠疫是中国疫源性疾病还是输入性疾病,学界尚有争论。范行准在

《中国医学史略》中提道，鼠疫可能在公元2世纪左右由印度传入中国，是一种输入性疾病，中国并非鼠疫疫源地。[①]宋元以后，中国进入鼠疫高发期，以至有的学者认为中国是鼠疫疫源地，甚至认为欧洲"黑死病"的大流行与中国存在一定的关联，当然这种说法令人难以信服，还有待商榷。

近代所说的霍乱有假性霍乱与真性霍乱两种。假性霍乱即类霍乱，大都是一种急性肠胃炎之类的疾病，是早在汉代就有的传统霍乱，多见腹痛、恶心、呕吐、腹泻等症状，直至19世纪初，真性霍乱才由印度传入中国。真性霍乱俗称"吊脚痧"，是由霍乱弧菌引起的烈性传染病，1820年从印度传入中国，其症状主要有无痛性下泻等，传染性强、死亡率高。[②]张礼纲认为，此病于嘉庆二十二年（1817年）由陆路至中国边境，于嘉庆二十五年（1820年）因英国用兵于缅甸，经海道传入中国，乃于道光元年（1821年）流行于北平、山东等地，于道光六年（1826年）再由印度传入中国，复于道光二十年（1840年）借由印度调来印英联军，而有第三次侵入，在以上几次流行中，北平均被染及。[③]直至19世纪早期，真性霍乱只流行于印度次大陆，1823年传至中亚及其他地区，在此后的80年间有六次世界性大流行，其死亡率超过鼠疫。如表1-2所示。

表1-2　1817—1902年霍乱世界性大流行情况

据希尔士研究结果		据黑赛尔研究结果		染疫区域
年代	历年次数	年代	历年次数	
1817—1823年	6	1816—1823年	7	亚洲、非洲
1826—1837年	11	1826—1837年	11	亚洲、非洲、欧洲、美洲、澳洲
1846—1862年	17	1840—1850年	10	亚洲、非洲、欧洲、美洲
1864—1875年	12	1852—1860年	8	亚洲、非洲、欧洲、美洲
1883—1896年	13	1853—1873年	10	亚洲、非洲、欧洲
1902年				亚洲、非洲、欧洲

①　范行准.中国医学史略[M].北京:中医古籍出版社,1986:241.

②　余新忠,赵献海,张笑川,等.瘟疫下的社会拯救:中国近世重大疫情与社会反应研究[M].北京:中国书店,2004:35.

③　张礼纲.我国霍乱流行史略[J].医事公论,1936,3(17):11.

资料来源：陈胜昆.中国疾病史[M].台北：自然科学文化事业公司出版部,1981:28.

《急救异痧奇方》载："道光壬午年，粤东奇症多，有相似者得此方，试之立效，当经刊布，今岁夏秋之间，浙中时疫，俗名吊脚痧，亦颇类此。"[1]光绪十八年（1892年）王士雄所著《霍乱论》的序言中说道，近行时疫，俗有称为吊脚痧一证，古书未载，举世谓为奇病……此即霍乱转筋之候也。由以上材料可知，王士雄将吊脚痧与传统霍乱混为一谈，实际上吊脚痧是在道光以后才有的，是在真性霍乱第一次世界大流行之后，应属于真性霍乱。徐子默的《吊脚痧方论》说："古无吊脚痧之名，自道光辛巳夏秋间，忽起此病，其症或吐或泻，或吐泻并作，有腹痛者，亦有不痛者，吐泻数次后，即两腿抽搐，或手足并皆弯挛，痛愈甚，抽亦愈甚，顷刻肌肉尽削渐觉气短声嘶，眼窠落陷，渴欲饮冷，周身冷汗如冰，六脉渐无，或半日即死，或夕发旦死，旦发夕死，甚至行路之人，忽然跌倒，或侍疾问病之人，传染先死，医以霍乱之法治之，百不救一。"[2]徐子默能不苟同陈见，区分新旧霍乱，实属不易，并认为用传统的霍乱治法已难以治愈吊脚痧。真性霍乱传至中国之后，波及范围之广，破坏之大，死亡率之高，令人难以置信。真性霍乱大致是由南方开始再传至北方的，几乎每一个重要城市都发生过霍乱，尤其是上海等沿海城市更有可能受到侵袭，是否得病与年龄、性别无关，死亡率约为50%，同时造成巨大的社会损失。[3]

天花的疫源地在印度，中国古代文献称之为"痘疹""虏疮""痘疮""天疮""百岁疮"等。据考，南齐时就已发现天花，但处于散发状态，流传未广，宋元之后，天花疫情日益频繁。[4]元明以后，天花已遍布大江南北，人人难免此病。明朝王肯堂在《肯堂医论》中讲道，痘则人人不得而免……痘疹则一出之后，永不复出。[5]明清时期曾出现多次天花流行情况，如表1-3所示。

---

① 陈念祖.急救异痧奇方[M]//陈念祖.陈修园医书四十六种.上海：广益书局,1916:1.

② 徐子默.吊脚痧方论[M].上海：上海古籍出版社,1996:103-118.

③ 陈胜昆.中国疾病史[M].台北：自然科学文化事业公司出版部,1981:31.

④ 陈胜昆.中国疾病史[M].台北：自然科学文化事业公司出版部,1981:52-55.

⑤ 王肯堂.肯堂医论：卷上[M]//王肯堂.肯堂医论·灵兰要览.北京：中国书店,1986:1.

表1-3 明清时期天花流行情况

时间	流行区域
1522年(嘉靖元年)	福建福宁
1531年(嘉靖十年)	河南鹿邑
1577年(万历五年)	浙江黄岩
1590年(万历十八年)	福建邵武
1594年(万历二十二年)	福建福宁
1604年(万历三十二年)	山东诸城
1657年(顺治十四年)	广东潮州
1668年(康熙七年)	山西榆次
1672年(康熙十一年)	广东韶州
1710年(康熙四十九年)	湖北郧阳
1732年(雍正十年)	福建邵武
1805年(嘉庆十年)	浙江永嘉
1810年(嘉庆十五年)	浙江鄞县

资料来源:陈胜昆.中国疾病史[M].台北:自然科学文化事业公司出版部,1981:54-55.

根据现代医学研究,天花是由天花病毒引起的烈性传染病,主要表现为严重的病毒血症以及皮肤大量出现块状斑疹、丘疹、疱疹和脓疱,严重者会留下永久的"麻子",通过唾液飞沫进入呼吸道即会感染。天花传染性强,病情重,病死率高,尤其对儿童有巨大的杀伤力。在与天花的长期斗争中,古代民众逐渐积累了预防天花的经验,并发明了种痘术。种痘术主要有人痘术和牛痘术两种,人痘术在明朝隆庆、万历年间出现并逐步推广到全国,但其具有一定的危险性,而且成本高昂,一般只有富人才能用得起,普及率仅约十分之一;国外牛痘术在道光年间传入我国,与人痘术相比,其危险性小,成本低廉,便于推广,得到地方政府以及医生、善堂、善人等社会力量的推动,尽管如此,牛痘接种率也仅略多于四成。①

　　另外还有麻疹、水痘、伤寒、痢疾、烂喉痧、白喉、疟疾等传染性疾病,在此简要概述。麻疹是近世才出现的全国普遍流行的地方性小儿疾病,明清以后十分流行,几乎人人必发,但其危害性小于天花,所以长期以来存在重痘轻麻的现象。水痘是由带状疱疹病毒引起的小儿急性传染病,与轻度天花相似,皮肤黏膜分批出现斑疹、丘疹、疱疹和结痂。伤寒在古代多称为湿温病,是由伤寒杆菌引起的急性肠道传染病,临床表现为持续发热、脉搏缓慢、玫瑰疹、脾脏大、白细胞减少等,严重者可能伴有肠出血、肠穿孔等并发症,主要通过水、食物和密切接触传播,苍蝇是重要的传播媒介。痢疾是以发热、腹痛、里急后重、腹泻脓血样便为特征的肠道传染病,常年散发,夏秋两季高发,也主要通过水、食物和密切接触传播,苍蝇也是主要的传播媒介,细菌性痢疾和阿米巴痢疾是我国常见的肠道传染病。我国古代似乎没有猩红热这种病,清初叶天士医案中有类似猩红热的最早记录,传统医学称之为烂喉痧,主要包括外发疹和内发疹两种症候,致病因子是A族链球菌,多在冬春发病。烂喉痧和白喉究竟是本土疫源性瘟疫,还是由国外传入,学界尚存疑义,不过,烂喉痧和白喉的病因、病症相似,难以辨别,皆被称为喉症。嘉庆六年(1801年)陈耕道说:"瘟疫未尝曰发痧,发痧未尝烂喉,烂喉发痧,实起于近年也。"②白喉传入中国较烂喉痧稍晚,嘉庆十五年(1810年)郑枢扶的《重楼玉钥》有类似白喉的记载,多发于秋、冬二季,病因多由燥气流行而来。③疟疾是我国最古老的急性传染病之一,古时抑或称之为"湿疫""湿温病""疠疾""瘴病""疟寒疾",是由疟原虫引起的虫媒寄生虫病,是一种对气候和地理环境因素要求较高的地域性疾病,尤其在云南、贵州、广西、广东、台湾等热带或亚热带沼泽、山间潮湿、空气迟滞地区,发病较为频繁,主要通过蚊虫传播,以寒战、高热、大汗、脾肿大、贫血为特征,恶性疟疾同样会造成大量人口死亡。④

　　① 余新忠,赵献海,张笑川,等.瘟疫下的社会拯救:中国近世重大疫情与社会反应研究[M].北京:中国书店,2004:33.

　　② 陈耕道.疫痧草[M]//苏颖.明清医家论温疫.北京:中国中医药出版社,2013:163.

　　③ 范行准.中国医学史略[M].北京:中医古籍出版社,1986:248—249.

　　④ 范行准.中国病史新义[M].北京:中医古籍出版社,1989:300—308.

第二节　传统卫生内涵的赓续及其近代演变

"卫生"是一个既古老又很现代的词汇，既是名词，又是形容词，它的内涵古今各有表述，应用广泛，差异显著。从字面结构上说，是一个动宾式的词语，"卫"为动词，即保卫的意思，"生"为名词，即生命或身体的意思，两者组合即意为"维护生命"或"保护身体"。这与中国传统卫生的最初含义倒有几分相似。《汉语大词典》列出了卫生的四层含义：第一，养生，保护生命；第二，谋生存；第三，保护生灵；第四，防止疾病，有益健康。若只是根据《汉语大词典》的释义，无法真正理解其使用的历史场合和语境。有人说卫生一词是外来词，现代的研究者误将它简单地视为日源词，其实这种看法是不准确的。实际上，传统文化的卫生是近代乃至现代卫生概念产生的基础。我们有必要重新探寻卫生的含义由传统向现代转变的历史轨迹，探究卫生内涵发展的民族之源。

一、传统卫生内涵的赓续

目前，学界都将《庄子·杂篇·庚桑楚》作为"卫生"最早的文献记载："譬犹饮药以加病也，趎愿闻卫生之经而已矣。"[1]从考据史角度来说，这种观点似乎并无谬误，但笔者认为这只是对卫生一词的字面考查而言，其实卫生内涵的出现远早于《庄子》所处的时代，具体何时何处就不得而知了，有待考古的进一步发掘。

宋代陈无择的《三因极一病证方论》曰："常服育神养气，轻身延年。此药制合阴阳，功侔造化，留心服饵，百痾不生，真济世卫生之宝也。"[2]据宋代的《传信适用方》记载，卫生含有祛除疾病的意思。[3]而据郑伯熊、郑

---

① 陈鼓应.庄子今注今译[M].北京:中华书局,1983:599.

② 陈无择.三因极一病证方论[M].北京:中国医药科技出版社,2011:121.

③ 吴彦夔.传信适用方[M].上海:上海科学技术出版社,2003:14.

伯谦的《二郑集》所述，卫生等同于"治疾"。[①]以上记载都表明卫生意指防病养生、治病救人。

明代心学大师王守仁的《王阳明全集》曰："多服燥热药，亦使人血气偏胜，不得和平，不但非所以卫生，亦非所以养心。"[②]此处的卫生指用药物调理身体、预防疾病、精神调摄等义。明代高濂《遵生八笺》中的卫生主要指养生保健，还包含疾病防治、修身养性等意思。[③]明代邱浚的《大学衍义补》所述卫生一词指的是医学教育、考试和卫生管理等方面，体现了国家服务、管理的重要职能，是君王实施仁政的重要途径。[④]卫生不仅是为了个体的延年益寿，更是为了济世救民。此处卫生的含义已与现代卫生的含义颇为相近。

清代张金吾的《金文最》曰："人之所甚重者生也，卫生之资所甚急者药也，药之考订使无以乙乱丙，误用妄投之失者。神农家书也。"[⑤]此处卫生意为医药、治疗、保生、养生。

卫生一词在古代诗词中也有所表述。根据笔者检索部分历代诗词，其中出现"卫生"一词的共有32首，当然并未列入检索范围的诗词亦有可能使用卫生一词，在此不予赘述。列举以下诗词，并作简要说明：

魏晋时期陶渊明的《形影神三首·影答形》云："存生不可言，卫生每苦拙。"南北朝时期谢灵运的《还旧园作见颜范二中书》云："卫生自有经，息阴谢所牵"，其中卫生的含义，按照司马彪的注释，指的是"保卫生命""保全性命"。

宋代曹勋的《山居杂诗九十首》："人生行乐尔，行乐则心闲。尽既无所用，和气滋容颜。卫生有此妙，余事皆可删。若益兼忘理，敢告知识间。"此处卫生主要指养心养性和精神调摄，是为养生保健之法。宋代陈造的《病起闲步》中说："青女横侵鬓，讵堪连日饮。黄媪不克家，候伏半月枕。阴阳有酣战，药剂阙上品。卫生忘周防，内愧每流泚。"另一首《病起四诗·

---

① 郑伯熊,郑伯谦.二郑集[M].上海:上海社会科学院出版社,2006:175.

② 王阳明.王阳明全集[M].北京:中国画报出版社,2016:162.

③ 高濂.遵生八笺:上[M].杭州:浙江古籍出版社,2017:1.

④ 邱浚.大学衍义补[M].北京:京华出版社,1999:50.

⑤ 张金吾.金文最[M].北京:中华书局,1990:646-647.

一节食》中说："医经戒多食，书恶殄天物。细茹取微足，卫生此其档。"又一首《再次韵》中说："冥心拟学无言子，授诀今犹不老仙。探妙卫生俄两得，信知穟蓁解逢年。"以上诗句中的卫生，主要指提倡养心、节俭、节食，不宜过饱，此为养生之法。宋代刘克庄的《送明甫初筮十首》："记取元城语，南州热异常。别无卫生诀，止酒是丹方。"另一首《卫生一首》："沙虱鬼车微物尔，偶然逢彼立灾身。朵颐唇吻中伤汝，射影疮疣点污人。读卫生书思解毒，持降魔咒竟无神。寄声禽大休轻出，莫向荒山点水滨。"又一首《卫生》："卫生草草昧周防，小郡无医自处方。采下菊宜为枕睡，碾来芎可入茶尝。身因病转添萧飒，人到衰难再盛强。旧喜读书今亦懒，铜炉慢炷一铢香。"这三首诗中的卫生都是指养生保健的意思。此外，还有宋朝罗与之《卫生》云："屏去鸡臃与豕零，试听我诵卫生经。两忘宠辱心源净，一扫荣枯眼界明。酖毒不令生厚味，奸邪宁使出繁声。冥钧深养灵根固，四体调和血气平。"以及宋代黄公度《和宋永兄咏荔支用东坡刑字韵四首》云："浪传石蜜来他域，巧似珊瑚出涨溟。仙种世传工益寿，饱尝端胜卫生经。"这两首诗中的卫生是指保健养生之义。

　　由此可知，古代最早所说的卫生，主要指"葆真抱元""养生长生"。在中国传统文化的语境中，卫生主要被用作养生保健之义。但至少在南宋时，卫生的含义就已经涵盖了医药、治疗等意思。南宋朱端章所辑《卫生家宝方》是一部临床方书，记载了大量的医药方剂，此书和元代罗天益的《卫生宝鉴》，清代由祝补斋辑、高昧卿增补的《卫生鸿宝》都是临床药物学著作，都是以卫生命名，在字面上卫生仍是养生保健之义，但其所指内容包括了病症、药理、方剂，至此卫生二字被当作医药的意义被应用了，卫生的概念及内涵被扩大了。

　　总之，传统卫生大致有以下几种含义：其一，保卫生命。此义涵盖宽泛，包含了治病救人、养生保命、延年益寿、防病免害等方面，在传统中国应用最为广泛。其二，养生保健。包含强身健体、预防疾病、精神调摄三个层面。如"以卫生养性为事，诗文雄深雅健"，就是指修身养性。[①]其三，医药、医疗。常有治病救人、医药典籍名称和卫生场所名称三种用法，如《卫

---

① 吴师道.吴师道集:下册[M].杭州:浙江古籍出版社,2012:591.

生家宝方》《卫生宝鉴》《卫生鸿宝》等医书皆以卫生命名，有的把药汤称为"卫生汤"，把医疗行业称为"卫生家"，把医疗场所叫作"卫生堂"等。"菽粟之类，同归于养生；药石之类，同归于卫生"，此处卫生应理解为医药、医疗或治疗，与养生相对。①其四，济世救民，保卫生灵。此时，卫生不仅仅指个体，而是包括普遍生灵，既体现了医家的济世情怀，又体现了对宇宙、自然的关爱。古代医家普遍以"济世救民"为使命，所谓"医道行，则活人，儒道行，则活天下"，故有"不为良相则愿为良医"的说法。②

二、"卫生"由传统到近代的转变及其原因

目前，学界对近代卫生内涵转变的具体表现已有论述。聂春燕将其归结为四个方面：传统卫生注重个人健康，而近代卫生追求社会群体健康；传统卫生是国家对人民的仁术私惠，而近代卫生为政府职能之一；传统卫生重无形之精神，而近代卫生重有形之身体；传统卫生讲求"养内"，近代卫生更看重"避外"。③但对其转变的内在原因的论述略显不足，在此有必要进行深入探讨。

根据傅汝勤的《国家卫生论》所述，西方卫生的最初含义与中国传统卫生的含义并无二致，近世以前中国医事的发展远超其他国家，也较为重视医学传承和卫生观念。古人主张卫生是为了"颐养天和以保性命之真"，虽与近代卫生并无出入，都是要达到却病延年的目的，但是"徒玄虚之思想而无科学之条理"，以致流行神仙鬼怪之说，流弊甚多，其与卫生实际，反若风马牛之不相及也。④

晚清至民初是中国社会发生剧变的时期，中西交汇，各种思想、观点泥沙俱下，新旧思想相互碰撞，卫生被赋予了现代内涵并得到新的发展。清末，刘桢麟的《富强始于卫生论》认为，治理天下的方术，富国强兵只是其

① 牛钮,孙在丰.日讲易经解义[M].北京:中央编译出版社,2013:106.

② 周益新,张芙蓉.话说国医:山西卷[M].郑州:河南科学技术出版社,2017:334.

③ 聂春燕,李禹阶.近代的"卫生"与民族复兴[J].甘肃社会科学,2017(2):183-187.

④ 傅汝勤.国家卫生论[J].天津特别市卫生局月刊,1929,1(3):3.

一，嘉庆至光绪年间，人口激增，论及强国必先强种，强种必先讲求卫生，将卫生作为国家富强的前提和基础，提倡学习西方卫生之法。①民国时期，高梅芳的《种族卫生论要》一文指出，卫生包括良种和良育两个方面，既要良教养，保证先天的优良性质，也要良环境，创造后天良好的成长环境，其关系到国民肉体及精神的特质改善。②曾洁在《论卫生与国家之关系》中说，公共卫生关乎国家存亡，民为卫生之本，本固则邦宁。卫生对于个人来说，不仅在于个人卫生清洁，更在于精神之抖擞。国家要强大首先要保障民众的健康，以讲求卫生为先声。③

日本对中国近代卫生概念形成的具体影响，学界仍存在争议。陈方之认为，此词古时就有，但与现代卫生的意义表达不同，今之所谓卫生其出处决不从国语而来，而是源于日语，由于明治初年的日本学者，有讲究汉学典雅之癖，他们要将现代的学问，削足就履，与古代的汉文相合，虽免了杜撰之讥，却成为中西文的鲁鱼亥豕，因此造成费解。④日本人将 Hygiene 译为"衛生"⑤并不恰当，如笔者前文所述，Hygiene 源于希腊语 Hygien，是希腊管理健康的女神之名 Hygea，而学者意欲将其转化为保卫人类健康之义。故而，卫生一词不能从字面上理解为保卫生命，它在内涵上有传统和现代两层含义，它源于汉语，并且在中国文化语境中有其自身发展的轨迹，并非日本人生造的新词。⑥

学界有人认为，近代的"衛生"一词是日本的长与专斋最早使用的，笔者觉得仍有疑义。据笔者前文所述，早在宋代的《卫生家宝方》《传信适用方》等医籍中就有类似近代卫生的内涵表述，在明代邱浚《大学衍义补》中的意思表述就更为接近。综合分析，中国古代典籍对卫生的表述，总体来说较为分散、单一，较少出现丰富的、综合性的意思表述，故日本长与专斋的

　　① 刘桢麟.富强始于卫生论[J].知新报,1897(39):139.

　　② 高梅芳.种族卫生论要[J].医事公论,1935,3(4):4-7.

　　③ 曾洁.论卫生与国家之关系[J].陕西卫生月刊,1935,1(3):16.

　　④ 陈方之.卫生学与卫生行政[M].北京:商务印书馆,1934:2-3.

　　⑤ "衛"系"卫"之繁体字。

　　⑥ 高晞.十九世纪上半叶上海的卫生:观念与生活[M]//上海市档案馆.上海档案史料研究:第18辑.上海:上海三联书店,2015:3-24.

"衞生"表述只是对中国传统卫生含义的移用。我们应不拘泥于"衞生"与"卫生"繁简之别，更应查典溯源，其实，正是因为当今学者习惯于用简体字查阅典籍、书写表达，再则许多典籍也已由繁而简，我们已经难以查阅和检索古代繁体原著，淡化了对汉字起源的考察，这不得不说是学界的一大遗憾。

近代日本的卫生新政对中国产生了一定的影响，但是绝未达到赋予中国卫生近代内涵的作用。晚清在自强和求富的洋务运动中，先后派遣人员访问和考察欧洲、日本、美国等地，就是此时较多地介绍了欧美及日本的近代卫生制度，日本只是考察和学习的一部分。只不过在甲午之前这些著作并没有引起太多的重视，而在甲午战败后，有识之士看到了日本学习西方所取得的成就，试图仿效日本，以日本为榜样，从而扩大了日本在中国卫生近代化过程中的影响。何如璋的《使东述略》记述了日本人重视清洁房屋、打扫街道；《郭嵩焘日记》中较为详细地介绍了日本政府的机构设置，卫生局只是从属于内务省的一个机构，这一设置恐怕并未让中国引起太大的重视；黄遵宪的《日本国志》对日本内务省的卫生局及地方警察制度的卫生职能有所记载，但所记甚少，也不易引起注意。①由此可见，19世纪晚期，中国和日本卫生内涵的变动是在西方影响下分别独自产生的。而在此之前，欧美传教士早就耕耘在中国的土地上，他们不仅带来了西方人对中国传统卫生的理解，而且也传播了西方的近代卫生观念和知识。

高晞否定过度强调日本的影响，并不宜忽视早期西方的影响，得到了余新忠的认同，但余新忠仍坚持认为，在甲午之后，促使中国社会主动关注卫生的动力可能主要来源于日本，机构名称的使用也较多受到日本的影响，甚或直接移植于日本。②罗芙芸在《卫生的现代性：中国通商口岸卫生与疾病的含义》中说：卫生曾经是一种自信的、中国式的"长生之道"，与中国文化密切相连，在近代，卫生一词的内涵不仅仅在中国一地发生了变化，中国

①何如璋.使东述略[M].长沙：岳麓书社，1985：91；郭嵩焘.郭嵩焘日记：第3卷[M].长沙：湖南人民出版社，1982：319-320；黄遵宪.日本国志[M].上海：上海古籍出版社，2001：164.转引自：余新忠.清代卫生防疫机制及其近代演变[M].北京：北京师范大学出版社，2016：46-51.

②余新忠.清代卫生防疫机制及其近代演变[M].北京：北京师范大学出版社，2016：40-41.

和西方的语义转变是相似的，但两地却有着完全不同的社会和政治寓意。①此书表明了中国近代的"卫生"有复杂的语汇来源，但缺乏对大量汉语文献的考究，致使其仅能从西方论著中来考察"卫生"的新内涵，而未能从汉语本身来呈现"卫生"概念变动的轨迹。

由此可知，卫生的概念、内涵的丰富及发展在中国有其自身的轨迹，西方及日本的影响只是起到了催化及整合的作用。"卫生"的传统内涵是认识近代"卫生"概念的基础和前提。考察中国卫生的近代转型主要有两点：其一，重点考察中国国家、制度的近代转型；其二，其必然经过去粗取精、去伪存真的传承过程，并且与时俱进地不断丰富和发展。

近代以来，随着时代的发展，卫生的近代性内涵得到不断丰富。东西方的连接以及交往，使人们对卫生的认识发生了很大的变化，近代卫生观念不断为国人所接受。许多有识之士对西方的家庭周边环境充满惊羡之情，对其人文素质及家庭卫生习惯甚为赞叹。"文明之都，花园锦簇，洋楼层叠，大厦云连，建筑宏伟，雕刻优美，明窗净几，不染纤尘，道平如砥，还植花木，清新之气，来自天空，此中人士，秃袖高襟，风采奕奕，食粱肉长子孙，少妇欢于室，稚子候于门，眠食起居有时，咸带一种雍和愉悦之色，墙外沟洫不时洒扫，以防疫于未至，残晖既坠电光齐然，气象光昌逾于昼焉，嘻此非卫生家之现象耶？"②

反观中国卫生境况，却只留下嗟叹和忧虑了。"盖吾国下等家庭，龌龊极矣，近城市者，往往千家万户，衡宇毗连，四壁一堂，窗棂紧闭，光线之缺乏，空气之污秽，疾病之传染，可想见矣。居乡村者，蔓草荒烟，臭气扑鼻，衣服褴褛，状貌猥琐，举凡类此，不一而足。欲儿童之发达，生命之不促，其可乎？中人以上，又复迟眠晚起嗜好，既深食物杂投，即有稍知文字者，终日蛰居斗室，不通空气，以至鸠形鹄面，精神不振，贻儿童先天不足，丈夫壮年断弦者，实繁有徒，此皆不知卫生之咎也。欲讲卫生，须自家

---

① 罗芙芸.卫生的现代性:中国通商口岸卫生与疾病的含义[M].向磊,译.南京:江苏人民出版社,2007:5-6.

② 宋补天.家庭卫生论[J].妇女时报,1913(10):6.

庭始。"①

鉴于中西卫生状况的差异，宋补天提出了改进家庭卫生的几点建议：第一，居住的房屋不必高大华丽，但要通透干净，经常清理沟渠，打扫房屋，培植花卉以清新空气；第二，养成科学饮食的习惯，食物要干净新鲜，饮食适量，荤素搭配协调，多食用新鲜蔬菜水果；第三，衣服讲究舒适、轻便、整洁；第四，定期沐浴，保持身体干爽、清洁，睡前足浴以舒筋活络；第五，坚持运动养身，女人可做练身体操和美容体操；第六，反对缠足、束腰旧俗，认为胭脂、纸烟、鬐梳、香水等徒增俗气，不利健康；第七，男女交合应有所节制，不宜酒后乱性，注重两性卫生。②讲究卫生是修身、齐家的重要内容，是家庭教育之发轫。朱企懿亦指出，国由民而成，民由家而生，家也者，国与民之基本也，故国不可无民，民不可无家，而国与民之强弱，亦莫不关于家庭也，盖国之强盛，必由于民之健康，民之健康，必由于家庭之卫生。③

近代以来，卫生被赋予了现代性的含义，卫生逐渐偏离古老的"长生""保生"的意涵，逐渐成为文明和主权的标志，这是一种在殖民主义全球扩张下的普遍现象。④伍连德认为，夫所谓卫生保健，其意甚简单，而其理极复杂，非仅就个人身体与起居清洁言之已也。盖所谓清洁云者，不过卫生之释义，未必尽括乎卫生之实理。⑤中西文明撞击之后，中国的精英分子对卫生的表述大都体现了中国积弱的面貌，渴望"强种""强国"，卫生的现代性逐渐成为民族主义的派生话语。西方的殖民医学是一种新的文化霸权和全球政治秩序的组成部分，它体现了对殖民地公共卫生的强制性和干涉性，是对殖民地人民身体的侵犯。中国的医学精英们质疑医学殖民霸权，批判西医体系，创造性地运用传统的卫生来挑战并重塑西方医学概念。当时，西医作为一种强势文化，已被许多医学精英所接受。中西医之间文化的差异及地位的

---

① 宋补天.家庭卫生论[J].妇女时报,1913(10):6.

② 宋补天.家庭卫生论[J].妇女时报,1913(10):7-10.

③ 朱企懿.家庭宜重卫生论[J].世界医报,1930,1(13):97.

④ 罗芙芸.卫生的现代性:中国通商口岸卫生与疾病的含义[M].向磊,译.南京:江苏人民出版社,2007:4.

⑤ 伍连德.近世卫生保健论[J].时兆月报,1929,24(5):9.

争论，引起了中国医学界的分歧，但是中西医由竞争走向融合是大势所趋。

从总体上说，卫生的内涵在近代转变的原因有以下几点：

第一，对疫病来源认识的提高。

近代以来，人们对疫病病因的认识有了很大提高，其所说的"秽恶"之气及所谓"疫虫"与近代细菌学说所讲的细菌已较为相近。

1894年，香港、广州鼠疫疫势严峻。"近日粤东省城各地及香港一岛疫甚重矣，毙者多矣。人之讲求良法者，或施医药，或示古方，或趁时劝人洁净屋宇、力行善事，或著论说以期人于饮食起居倍加保护，又有人于渠水捞去病猫、死狗、不洁之物，并有人检查暴露尸骸代为埋葬，此皆防其枝叶，亦做一事稍尽一分心耳，初非防疫之大端也。且有无知之徒效古时乡傩之法，黄金四目，索室驱逐，升偶像以出游，事甚嬉戏，付之一笑而已。夫瘟疫之来也，上自天空播荡，古所谓氛祲之气，气化中流行秽恶，譬霜雪雾露之降，由细微而成大患。"①人们认为疫情是由"秽恶"之气所致。

进而，人们认识到细菌是疫病的来源，饮食及居所的不洁是细菌滋生的温床。然重疫之源何在，不过曰居处不洁、饮食不洁二事而已……凡居处不洁、饮食不洁者，有一种传染之虫，为物甚微，目不能见，恒由不洁之空气，或不洁之食物，入人之脏腑，食人之血肉，是生瘟疫之病。此虫转相传染，滋生繁衍，则瘟疫亦日厉，此自然之理也。故防瘟疫无他，以洁胜之可矣。②人们认为，疫病的重要成因是"居处不洁"和"饮食不洁"，并不是鬼怪作祟，而是"疫虫"进入人体而致。据余伯陶的《鼠疫抉微》所述：病家于地板下得死鼠无算，始知疫从地气而来，鼠先染疫而死，死鼠秽气熏人，感之即病。③此时，人们对鼠疫的传播路径有了更为准确的了解，并认为鼠疫是由于人感染死鼠秽气而患病，比起传统的认识已进步不少。

面对疫情，民间的反应形形色色，有的采用古法施药救治，有的利用鬼傩驱疫，有的讲求卫生，去污除秽，保持屋宇洁净。致病因由"疫气说"到"细菌说"的转变，说明人们对病源的认识更为深刻和科学了，有助于近代

① 防疫说[J].益闻录,1894(1379):273.

② 范祎.论瘟疫之源[J].万国公报(上海),1902(165):7-8.

③ 余伯陶.鼠疫抉微[M].上海:大东书局,1937:1.

卫生防疫的改进和科学化。

第二，中医对西方医学技术的借鉴。

中国医方浩如烟海，如《本草纲目》之《万方针线》《本草医方合编》《验方新编》《续编》《补遗》等，而对于鼠疫语焉未详。西方现代医学技术的传入为中国的卫生防疫提供了借鉴。"瘟疫一症，自十九世纪初年泰西名医发明由微生虫侵入人身而起，各国医士互相考察，疫病虽不一致，而发生于微生虫之为害则一，然亚洲医家尚不知也，光绪十六年，广东鼠疫盛行，吴子存、罗芝园研究治疫、防疫、避疫各法，著《鼠疫约编》一书，活人甚众，宣统二年冬，东三省疫气蔓延，刘秉钧从闽省觅得此书，捐印万本，名曰《经验鼠疫约编》，并附《中西防疫新说》于后，于是鼠疫之症为中国方书向来所未载者，遂先后发明于全国。"[①]曹廷杰讲求中西结合，以临时治防、先时预防为宗旨，身体、衣服、饮食、居住务求洁净，刊文《救疫速效良法》并附针刺图、拈痧刮痧图，"如瘟疫一症，则查照通行之《瘟疫论》《瘟症条辨》《松峰说疫》及《鼠疫约编》等书，对症施治，亦无不效，此皆中法也；凡遇疫症发生，凡诊验、隔离、消毒诸手续，当查照西法办理，万万不可忽视"[②]。

第三，西医对传统医学的借鉴与改良。

随着帝国主义侵入中国，中国开始围绕卫生问题展开如何实现现代化生活方式的争论，它的含义偏离了中国的宇宙观并转而包含了国家权力、进步的科学标准、身体的清洁及种族健康，将公共的和个人意义上的卫生的含义整合成为一种强大的现代性模式。[③]西方的近代卫生知识和观念不断输入中国，对中国传统的卫生含义的改变起到了促进作用。

英国人马礼逊（Robert Morrison）的《五车韵府》《华英字典》和德国人罗存德（Wihelm Lobscheid）的《英华字典》以及美国人卫三畏（Samuel Wells Williams）的《汉英韵府》（即《汉英拼音字典》）就有对卫生一词的

---

① 曹廷杰.曹廷杰集[M].北京:中华书局,1985:276.

② 曹廷杰.曹廷杰集[M].北京:中华书局,1985:277-278.

③ 罗芙芸.卫生的现代性:中国通商口岸卫生与疾病的含义[M].向磊,译.南京:江苏人民出版社,2007:2,20.

收录及阐释，包含"卫身""保身""保安""防恙"等，由英国人海得兰（Frederick William Headland）撰、傅兰雅（John Fryer）口译的《儒门医学》在介绍西方卫生学说时，仍难以摆脱中国传统"养身""保身"的影响，显然作者受到中国古籍对卫生理解的影响，并逐渐与中国近代卫生的含义相连接。①

德国人花之安（Ernest Faber）所著《自西徂东》第二章"治疾病"介绍了近代卫生知识，认为欲治病先要探明病源，预防疾病应于病发之前，如果疾病已经形成，只有谨小慎微才能免病，并从洁身衣、精饮食、广屋宇、选工艺、禁嗜欲、防传染、除狼毒、设医院八个方面论述具体的卫生注意事项。②在第四十四章"清洁内外论"中，花之安认为，"人能清且洁者，乃为贵品之人""所以服物无不雅洁，居处无不虔洁"，借用中国周公沐发以接贤、汉高祖濯足以见客的典故，说明讲求卫生清洁的重要性，并对国人的卫生现状极为不满，"无如今人虔洁者少，污浊者多，恒见街上男女，面垢皮污，不思洗濯，衣霉裤臭，尚且曳娄，不知秽气熏蒸，夏日辄乘汗孔透入，多致风湿之病，且地土俾湿，房屋逼仄，墙壁尘污，椅桌垢腻，不思洒扫，以致苍蝇遍地，秽气逼人，无怪省城病人多于乡落也，又街道上所食之瓜皮蕉壳，任意抛掷满地，马粪狗屎等类，人恒懒扫，臭秽不堪，更有淤泥之积塞，渠道不修"，门前垃圾堆积成山，"而烂瓮尿缸，又复遍布通衢"。③皮国立在第六十章"精究医术"中，论述了中西医在病理、病症以及治疗等方面的差异，认为中国医书虽汗牛充栋，"然多臆度之说，论病则以阴阳五行相生相克立说，论脉则以寸关尺为言，论药则以一味可医数十症，且言其轻身益寿延年，岂不大谬"。④

① 余新忠.清代卫生防疫机制及其近代演变[M].北京:北京师范大学出版社,2016:48-49.《五车韵府》分为两卷,由英国人马礼逊所著,第一卷于1815年出版,第二卷由澳门东印度公司于1819年印刷,第二卷被称为是世界上最早的汉英字典,《五车韵府》《华英字典》《英华字典》《汉英韵府》为近代中西文化交流提供了文字工具,既是西方人认识中国的入门工具书,又是中国人了解西方的重要手段。

② 花之安.自西徂东[M].台北:文海出版社,1982:6-10.

③ 花之安.自西徂东[M].台北:文海出版社,1982:115.

④ 花之安.自西徂东[M].台北:文海出版社,1982:209-210.

三、卫生内涵近代转变的影响

随着社会的发展，卫生的内涵发生了深刻的变化。特别是到了近代，随着自然科学的兴起，人类战胜自然的能力不断提高，人类从过去被动适应自然逐步发展到主动适应和改造自然。与此同时，人类对疾病的认识和防治也在不断深化，能够更为科学地看待病因，从盲目迷信渐渐转向崇尚科学。

"传统""复古"也未必一定和"西化"冲突，其实两者是互为影响的，传统的学问难以避免被加入某些西方元素。①"西国医理、医法虽与中国不同，得失亦或互见。然实事求是，推念病源，慎重人命之心，胜于中国之漫无稽考……中西医学各有短长：中医失于虚，西医泥于实；中医程其效，西医贵其功。"②郑观应认为，西医重视生化、解剖实验以及医考，对人体结构颇为了解，注重病理分析求证，器材精良，而中医缺乏认真考验的过程。中西医相互融合、取长补短是应有的趋势。近代卫生的内涵植根于传统，并吸收近代西方卫生的一些先进元素，从而呈现出崭新的特点，这对近代中国的卫生医疗和社会发展产生了深远的影响。

（一）推动近代中国卫生事业的发展

卫生不再只是个人私事，而是关乎社会乃至民族、国家的公共事务。只有国家、社会及个人各方力量共同参与，才能促进卫生事业的发展。各国政府已经普遍关注卫生事业。"各种卫生事业日益发达，欧美各国老壮妇孺莫不研究之，甚至东邻之日本亦实行之，盖此道不独有关一己之利益，且强国强民之要图者也。故强国之人民，则有个人之卫生，有公共之卫生，国家设吏以专司之。若遇地方有一种流行传染疫疫发生，则先为预告，以防范之。"③国家应该加强医学监管，规范从医制度，医道是关系国人健康和国家强大的大事。晚清以郑观应为代表的有识之士，已经认识到加强医学教育及

① 皮国立.近代中西医的博弈：中医抗菌史[M].北京：中华书局，2019：420.
② 郑观应.郑观应集：上册[M].上海：上海人民出版社，1982：520-523.
③ 丕德.近世卫生事业[J].博济，1919(4)：11.

管理的重要性。郑观应对卫生管理亦有独特的见解，他认为，"医道关生死，律师定死生""病者得良医，人间少怨声""亟设医学堂，考验严功令。良医给文凭，庸医示惩儆。为国保生灵，与民除陷阱"①。"于各处名都大邑，皆设大、中、小三等医院，使各城镇公议名医若干人，而延请博达医经、精通脉理者主持之。遇有疑难杂症，公议良方，仍请名师鉴定，则不至以人命为儿戏。"②

卫生发展水平也是社会文明的重要标志，全社会对卫生事业的重视程度决定了其发展前景。卫生事业发展耗费巨大，只有全社会共同支持、加大投入，才能得以实现。郑观应主张借助社会力量兴建医院，培育医士，传承医学。"略仿《周礼》设立医官之遗意"，各省"殷户集资合建医院""考选名医，充院中之师。所招学生，须由院中掌教，考其文理通顺者，方准入院学习。不论贫富，俱当尽心传授，专工其事，精益求精。俟学习三年考取上等者，禀请地方官给以文凭，准其行道。如有医治奇症而见效者，报明医院，年终汇集刊刻成书，以启后学。"③卫生团体对卫生事业的发展起到了促进作用。由教会成立的中华卫生教育会，对个人摄养、家庭卫生以及举行公众卫生教育等问题皆有很大的帮助。

社会由许许多多的个体组成，养成良好的个人卫生习惯也是卫生事业的重要内容。郑观应所作《卫生歌》劝导民众，养成科学的作息、饮食习惯，同时强调强身健体能使人精神舒畅。"屋宇东南向（或东或南或东南方），门窗透日光（有日光到潮湿不生）。绒衣能护热，寝室贵通凉（多开窗户呼吸空气）。蒸水除胶质，酸磷益脑浆。柠檬宣胃汁，果实润肝肠。欲节精神壮，体操筋骨强。晚飧宜少进，晨酒勿多尝。散步依昏晓，遵行寿且康。"④卫生不仅是个人卫生的问题，还关乎国政，国家有必要介入和干预。清末新政，清政府举办警政，对卫生进行监管，卫生行政由此创设。然而，制度虽由国家统一制定，但仅在设有通商口岸的城市，而在边远及内陆地区尚未得以贯彻。

① 郑观应.郑观应集：下册[M].上海：上海人民出版社，1982：1386.

② 郑观应.郑观应集：上册[M].上海：上海人民出版社，1982：26.

③ 郑观应.郑观应集：上册[M].上海：上海人民出版社，1982：156.

④ 郑观应.郑观应集：下册[M].上海：上海人民出版社，1982：1389.

（二）促进城市规划与建设的发展

自19世纪初西方公共卫生运动兴起后，城市公共卫生成为西方城市规划的重要组成部分。英国自19世纪以后工业改革，日趋进步，城市卫生设局管理，举凡上下水道之建设，房屋卫生之改善，污物之处理，卫生障碍之取缔，无不着手进行举办，使市民得安居乐业，愉快健康，生活之条件无不具备，工作效率亦大为增进。其后各国效仿，城市之卫生事业，遂蓬勃而兴。①可见，当时英国的城市建设成为世界各国城市卫生建设的典范，对中国产生了极大的触动。如同西方公共卫生运动推动了西方现代城市规划的发展，近代中国公共卫生意识的提高推动了近代中国城市规划与建设的发展。

随着洋务运动的兴起，首批中国留学生开始接触西方的城市文化，而殖民城市和租界成为国人学习西方城市建设的样板。各国在中国的租界建于城外，独立采用西方的城市管理办法，街道干净整洁，恰恰与城内的杂乱无章形成对比，给国人的刺激和影响无疑会更为深远而真切②。近代中国城市工商业的发展，导致城市人口快速增长，住房、饮水、卫生等设施日益紧张。而市民卫生意识淡薄、卫生习惯不良，城市时常发生流行性疾病。随着西方细菌学的传播，人们认识到疾病的传播和扩散与城市的居住卫生环境有很大关系，因此卫生配套设施的建设与规划成为城市管理的重要内容，直到清末民初，中国人才开始将公共卫生与城市规划建设结合起来。③"欲观一国政治之优劣、人民之强弱，可由境内市政之良穷卜之……其实吾人在卫生上殊难独善其身，无论个人或家庭力行卫生如何周密，往往有邻居患传染病，藉蚊蝇为媒介，飞越至家传播病菌，以致受染而遭不测之祸者。故吾人果能竭力提倡城市卫生，求公众之幸福，利人亦所以利己也。"④从19世纪60年开始，中国城市开始逐步改造排水系统，组织人员清理街道、沟渠和打扫厕

---

① 黎澍仁.城市卫生之意义与推行[J].辅导通讯,1946(12):28.

② 余新忠.清代江南的卫生观念与行为及其近代变迁初探[M]//天有凶年:清代灾荒与中国社会.北京:生活·读书·新知三联书店,2007:558.

③ 高介华.中国近代城市规划与文化[M].武汉:湖北教育出版社,2008:174-175.

④ 王完白.城市卫生之必要[J].广济医刊,1929,6(2):6.

所，还专门设立城市卫生管理机构，并开展卫生宣传、教育等。公共卫生意识的提高与城市规划和公共政策的制定相辅相成，促进了城市的近代化与城市规划由传统向近代转型。[①]

1893年，美国芝加哥为举办世博会最先兴起城市美化运动。20世纪初，城市美化运动的相关理论被介绍到中国。"人所聚而城市，愈聚愈众，内圈既繁密，外形亦日形膨胀，而其间房屋之鳞次栉比，几无空气，实为卫生上之大害，故伦敦、纽约等城从前未留隙地，以致今日难以改变……又按美国南方各城，有房屋树林相间而造者，又有街衢极阔树荫茂美者，皆后起之良法，以卫生为地方政治上之要理也，中国似可仿而效之……"[②]与在西方受到批判而夭折不同，城市美化运动在中国得以生根发芽，这与民国政府试图通过美化城市形象塑造新气象的心态相契合，也和一批深受西方城市规划与建设影响的有识之士为报效国家而努力改善城市环境的实践有关。[③]中国城市美化运动与改善公共卫生相结合，有助于改变城市"脏乱差"的局面。清洁街道、清扫垃圾、清理沟渠湖泊等措施，不仅美化了市容也改善了卫生环境，对防止疾病的传播起到了重要作用。自1935年11月4日至1936年3月12日，国民政府派人员赴欧考察城市卫生，试图借鉴欧洲经验改进中国城市卫生行政。[④]随着抗战的全面爆发，中国城市建设的大好形势被迫中止。抗战胜利以后，中国再次掀起城市建设热潮，城市卫生依然是城市建设的重中之重。"市民传染病之预防，卫生局之责任固重，然城市卫生工程之设施，亦甚重要，胃肠传染病之传播，大半以饮水及粪污为媒介，故城市之给水工程及卫生厕所与污物处理为市政卫生建设不可忽略之事项，城市虫媒传染病之防止，端赖蚊蝇蚤虫之杀灭，呼吸系传染病之控制，在乎房屋卫生之设备，职业病之预防与儿童之健康，胥与工厂及学校卫生有关，故负城市卫生之责者，不可不再三注意。"[⑤]

①　高介华.中国近代城市规划与文化[M].武汉：湖北教育出版社,2008:176.

②　林乐知,范祎.城市卫生[J].万国公报,1906(204):57.

③　高介华.中国近代城市规划与文化[M].武汉：湖北教育出版社,2008:183-184.

④　李廷安.赴欧考察城市卫生行政报告[J].卫生月刊,1936,6(4):20-27.

⑤　黎澍仁.城市卫生之意义与推行[J].辅导通讯,1946(12):28-29.

（三）卫生水平成为民族复兴的象征

鸦片战争之后，国势日衰，中华民族饱受欺侮。随着西方势力的侵入，出现了"西学东渐"的趋势，西方卫生学说逐渐传入中国。"卫生之学创自欧洲""其国度愈文明民族愈贵重，则卫生之法愈精密，反是者，国必弱民必劣，饮食居处之间龌龊污秽""一身一家受疾疫呻吟之苦，大之全国全种蹈天演消灭之惨"[①]。中日甲午战争的失利，使得国人对日本刮目相看。中国社会逐渐形成一股学习日本的风潮。卫生制度的革新是日本明治维新的重要组成部分。随着民族危机的加深，有识之士认识到"国弱"的根源在于"民弱"，将讲究卫生之道和建立卫生制度视为"强国保种"的要务之一。民为邦本，本固邦宁。东瀛日本，国虽小民虽矮，犹可称雄，在于重视卫生。反观吾华，生活于污秽之中，周旋于浑浊之内，民生憔悴，疾病颠连。[②]清末新政，清政府试图借鉴日本的经验，于1905年在巡警部警保司下设卫生科，作为中央卫生行政机构，然而地方卫生行政机构仍是各自为政的状态。上海、天津等地借鉴租界的经验，上海华界也设立了清洁局，还创立了总督医院[③]，并在此基础上兴办医学教育。1902年，天津创立的天津卫生局是第一个官办的卫生机构。虽然清政府陆续颁行了一些国家卫生行政制度，但是它们并未得到全面贯彻，在大部分地方不过是一纸空文而已，推行状况地区差异明显。

近代以来，疫病连年不断，国人被冠以"东亚病夫"的贬称。鼠疫仍不时出没中国各地，令人不寒而栗，此外如天花、霍乱、赤痢、斑疹、伤寒等疫病，亦无岁不盛行，无时不杀人。[④]伍连德认为，民族有强弱之分别，实由卫生有进退之转移，盖民族不健康，直接则个人与亲近受其累，间接则社

① 卫生论[J].东方杂志，1905，2(8)：156.

② 俞凤宾.论公众卫生之必要及其范围[J].东方杂志，1915，12(3)：11–14.

③ 1880年(光绪六年)，李鸿章资助伦敦传教士马根济(John Kenneth Mackenzie)创立了具有部分官办性质的总督医院(又称施医院)，于1881年在此基础上设立官办的施医院医学馆，兴办医学教育，并在1888年马根济去世后，建立完全官办的天津储药施医总医院。

④ 钟惠兰.论中国急宜发展公共卫生[J].中国卫生杂志，1931(第2年合集)：25.

会与国家蒙其害。①讲究卫生之道，有裨于种族之健康、国家之强大。民族健康匹夫有责，不能完全依赖政府和医家，只有全民族团结一致、通力合作，才能实现。九一八事变之后，国势更加危急。各人对国势衰微的原因认识不尽相同，可能有帝国主义压迫、中国文化落后以及中国政治不良、教育不善、商业不振等缘故，也有人说是民族精神衰颓、体弱多病的原因。国家与国家、民族与民族之间的斗争，同样遵循优胜劣汰、适者生存的定律。民族生存的要道，也是要仗着身体的健全，要复兴民族，势必要铲除疾病，减少死亡，以培养民族的体力和智力②。卫生和民族有着莫大的关系，卫生关乎民族体面、民族健全、民族繁荣、民族道德，不卫生是亡国灭种的祸线③。"今日之世，倘非有健全之民族，不但难与各国竞争，亦且难以自图生存焉……而国民之体格，实为重要之基础，不但健全之精神，必寓于健全之体格，而一切科学工艺以至农工商兵等，亦必建筑于健全之国民体格以上。"④高梅芳倡导种族卫生运动，运用遗传学、优生学的理论，改良次代人种的身体及精神的素质，人为地增加种族的善良部分，减轻国家社会为劣质的担负。

由此可见，在中国社会内部转变和外部文明影响的双重推动下，国家逐步加强了对卫生医疗事务的介入，卫生制度日益完善和规范，逐步推进国家卫生制度"现代化"。为了实现强国御侮的强烈愿望，建设国家卫生医疗事业，逐步推进卫生制度的现代化。从此，个人卫生不单纯是个人的需求，而是属于国家政治和公共事务。卫生为国家之命脉，为人民之元气也！苟卫生发达之区其民未有不强，其国未有不富，此天演之公例。⑤民族复兴包含着种种元素，健康问题就是其中之一。随着近代中国产业革命的发展，公共卫生日益得到重视。"公共卫生的进步和发达，一定是民族复兴的征象，而欲民族复兴，公共卫生之不可忽视，可想而知。"⑥近代以来，卫生事业的发展

① 伍连德.近世卫生保健论[J].时兆月报,1929,24(5):9.
② 吴骧伯.努力公共卫生以复兴民族[J].健康生活,1935,4(2):127.
③ 卫生和民族的关系[J].新民,1933,1(17):9.
④ 孙体言.卫生与民族之关系[J].铁道卫生,1934(7):93.
⑤ 曾洁.论卫生与国家之关系[J].陕西卫生月刊,1935,1(3):15.
⑥ 张维.公共卫生与民族复兴[J].中华医学杂志(上海),1934,20(7):977-978.

不仅表现为国家对民众生命和健康的日益关注，而且体现为国家公共卫生权力向地方的不断扩张，也反映了与卫生医疗相关的政治、经济和文化的转型。海港检疫作为公共卫生的一个组成部分，通过追溯卫生内涵的近代演变，才能了解海港检疫发展的内部动力。海港检疫的机构设置和制度化，促进了国家卫生行政制度化的进程，是国家近代化的重要表现。

第二章　晚清政府引入西式海港检疫

　　面对疫病流行，中国古代政府及社会也曾采取了一定的隔离措施，疫病隔离并不是晚清才出现的。19世纪中叶以后，人类饱受战争与疾病的威胁。中国也时有发生天花、霍乱、鼠疫等疫情，死伤惨重。鸦片战争的战败改变了中国独立自主的状态，中国沦为半殖民地半封建社会，西方殖民者控制着海关及海港检疫主权。列强强行在沿海口岸施行检疫，这成为近代中国海港检疫的发端。晚清大多在沿海口岸实施检疫，沿江及内地检疫尚未开展，故此时的卫生检疫主要以海港检疫为主。①那么，当时近代海港检疫是如何被引入中国的？施行了哪些措施？这些措施产生了什么样的效果及反应？

第一节　近代中国海港检疫的萌芽

　　中国海港检疫的发展经历了缓慢的萌芽阶段，发源于春秋战国时期。唐代设立的市舶使专门管理商船往来，负有检验商船的职责。宋代设立的市舶司、元代设立专职市舶牙人都履行检疫的相关工作。

　　卫生防疫观念的改变推动了近代中国海港检疫的萌芽。中国传统医学虽然在瘟疫防治和认识上积累了十分丰富的临床经验和理论，但由于传统医学重经验医学轻实验科学，对病因的认识和治疗始终没有突破传统"疫气说"的理论框架，面对现代瘟疫的蔓延缺乏有效的防治方法。

　　古人认为，因六气不和而酿瘟疫，六气是自然力使然，人们无力改变，就只能寄托于祈祷。

---

① 余新忠.清代卫生防疫机制及其近代演变[M].北京:北京师范大学出版社,2016:115.

天灾流行，国家代有。"天灾之类不一而足，为水、为火、为蝗、为地震、为兵燹、为瘟疫，灾不相同而其害命伤财如归一辙……窃意百殃之中疫为最酷，水火干戈俱堪图避，而急症及身无由逃遁……瘟疫生于六气，六气和而时邪自少，六气失宜应祷造物。何则物各有主主，可制物造物者六气之主也。祷造物而六气乃正，此自然之理也。按祷之要有四：一知过，二迁善，三自责，四诚祈。行此四者，大疫自除。"[①]

19世纪中叶以后，现代细菌学逐步建立和发展起来，细菌学的传播也使人们的防疫观念发生了变化。欧洲启蒙运动的发展带来了科学的光辉，细菌学、微生物学取得巨大进步：法国的细菌学家巴斯德建立了以细菌学为核心的现代病原微生物学；英国的李斯特创立了一套消毒防腐方法，弗莱明开展了抗菌物质的相关研究；德国的科赫鉴别了大量的细菌种类，为疾病免疫预防和治疗指明了方向。生物学、医学等科学的进步促进了卫生防疫技术的发展，也推动了防疫观念的转变。

随着西方资本主义的兴起，西方国家先后进行殖民扩张，开拓国际贸易。全球的贸易和交流便利了疾病的全球性传播。欧美殖民主义国家为维护殖民利益，在殖民地施行海港检疫，以避免疫病通过船只及船上人员传播。明末，荷兰殖民者强占中国台湾安平并设立检疫站，在中国境内最早实施了近代海港检疫。1605年，荷兰人最早提出对由海路至安平的货船实施检疫。1624年，荷兰人在安平组建卫生班，聘请医官对港口船只、船员及旅客进行检查。据传教士记述，1627—1637年红毛港（今新竹）设有船舶出入监视所，并常驻医官，每年春季随时派遣医官赴安平检查。[②]

清初，施琅统一台湾后，奏请清政府开放海关，在闽海关设立厦门衙署负责税务和海务，其中就包括检疫事务。后来清政府实行闭关锁国政策，仅在广州设十三行。随后清政府被迫开放通商口岸，在海关附设理船厅负责船舶检验、登记、引水等事项，这也是清政府实施检疫主权的一种努力，即使清政府不能最终决定检疫结果。近代以前，中国政府掌握着海港检疫的自主权。

---

① 防疫说[J].益闻录,1888(801):439-440.

② 上海出入境检验检疫局.中国卫生检疫发展史[M].上海:上海古籍出版社,2013:5.

对疫病认识的提高推动了近代海港检疫的萌芽。19世纪中叶以后，现代细菌学逐步建立和发展起来，细菌学的传播也使人们的防疫观念发生了变化。欧洲启蒙运动的发展带来了科学的光辉，细菌学、微生物学的发展取得巨大进步：法国的细菌学家巴斯德建立了以细菌学为核心的现代病原微生物学；英国的李斯特创立了一套消毒防腐方法，弗莱明开展了抗菌物质的相关研究；德国的科赫鉴别了大量的细菌种类，为疾病的免疫预防和治疗指明了方向。生物学、医学等的进步促进了卫生防疫技术的发展，也推动了防疫观念的转变。

1864年，清政府将山海关道台衙门迁往营口，随后成立的营口海关兼办检疫事务。1866年，清政府就曾聘请英人曼逊为海关医官赴打狗港（今淡水）就任，但没有留下检疫记录。据1872年的一份报告记载，海关当局对驶入牛庄（今营口）的有发生天花的船只实施禁闭隔离。①

1862年，上海江海关颁布《上海口岸理船厅章程》，1869年又进行增改，其中就有规定染疫船只在进港前须悬挂黄旗，并在港区外三里停泊检疫，船上人员不能私自上下。1872年11月27日，江海关医官对"企业号轮"实施登轮检疫，未发现天花疫情。

由此可知，中国海港检疫的萌芽是在西方殖民扩张的影响下出现的，殖民者将西方的检疫方式移植到中国。虽然在19世纪70年代以前中国境内就已经出现海港检疫，只是当时的检疫行为是临时的、个别的，而且没有统一的检疫规章，也未建立稳定的检疫机构，各地检疫方法不一，不足以体现中国政府实施海港检疫的意志。

---

① 上海出入境检验检疫局.中国卫生检疫发展史[M].上海：上海古籍出版社，2013：6.

第二节　疫情防控与西式检疫的引入

一、19世纪末20世纪初的疫情及其防治

（一）霍乱疫情及其防治

同治十二年（1873年）初，印度、暹罗（泰国）、马来群岛、印尼群岛等地霍乱流行，此后霍乱传入上海、厦门等地。在1877—1882年、1885—1888年以及1890—1891年三个时段，出现了区域性的、较大范围的流行，苏州、宁波以及浙东、苏南地区均有波及。[①]

上海作为中外交会的中心，人口密度大，有利于疾病的传播和扩散。上海成为霍乱的重灾区，在1873年以后几乎每年都会有散发性的霍乱病例出现，尤其是在华人区和公共租界以外的地区。爱德华·韩德森医官在《海关医报》中多次提道，几乎每个夏天都有许多华人患上霍乱或者类似霍乱的疾病，并不久后死去。在当地人中，霍乱或者和霍乱相似的疾病几乎每个夏天都有，它的出现引起许多人死亡。有两例患者进入仁济医院，不幸的是，在进入医院的24小时之内死亡。同时，这个城市的许多华人正处于垂死之中。[②]华人区的疫情相对比洋人区的疫情严重些。

自1881年开始，工部局卫生处开始从巡捕处了解租界内华人的死亡情况，并对霍乱报告中登记的发病和死亡数据进行统计、整理，1882—1891年的具体数据如下所示：

[①] 余新忠,赵献海,张笑川,等.瘟疫下的社会拯救:中国近世重大疫情与社会反应研究[M].北京:中国书店,2004:171.

[②]《上海公共租界工部局卫生处年报》(英文版),1873年,U1-16-4704,第9页.转引自:曹树基.田祖有神:明清以来的自然灾害及其社会应对机制[M].上海:上海交通大学出版社,2007:366.

表2-1 1882—1891年上海公共租界霍乱流行统计

年份	中国人死亡人数	外国人死亡人数	总死亡人数	总发病人数
1882年	109	15	124	185
1883年	251	23	274	409
1884年	不详	2	不详	不详
1885年	522	25	547	817
1886年	171	23	194	290
1887年	375	18	393	587
1888年	282	5	287	429
1889年	32	1	33	49
1890年	605	32	637	952
1891年	232	23	255	381

资料来源：上海公共租界工部局卫生处年报（1882—1891年），转引自：曹树基．田祖有神：明清以来的自然灾害及其社会应对机制[M]．上海：上海交通大学出版社，2007：367．

由表2-1可知，霍乱是上海的外来病而非地方病，若是地方病则会出现接连不断的患者并将霍乱弧菌传播下去，就不会出现3—5月没有霍乱病例发生的情况，后来对上海带菌者进行检查和在江河水塘中搜集霍乱弧菌的工作也能证明霍乱的外来性。[①]

除了预防霍乱由外传入租界，上海工部局还在租界内清洁街道、屋舍，提供干净水源，进行卫生知识宣传，厉行防疫执法。首先，于1880年，成立上海自来水公司，构建租界供水网络，提供洁净水源，为防止有人饮用虹口各池塘污水而将其填平，切断霍乱的水源传播途径；其次，工部局开展广泛卫生宣传，提醒人们不要食用未煮沸的、未熟透的、苍蝇叮咬过的、隔夜的不洁食物和水；再次，密切关注霍乱的动向，及时公布发病人数和死亡人数；最后，严格卫生检疫，及时消毒染疫病人房屋，甚至焚烧病人衣物、家

---

① 曹树基．田祖有神：明清以来的自然灾害及其社会应对机制[M]．上海：上海交通大学出版社，2007：373—380．

具等用品，给予适当补偿。[①]例如，夏季正值霍乱流行，而埋藏水管须得将小阴沟开断，此时遇到"地下恶浊之气中人身体，因之疾疫甚多"，工部局只好告知该自来水公司，立即停止自来水工程施工，免致疠疫，俟秋凉之后，地气敛藏，然后再行开办。[②]为防止传染霍乱，工部局将自来水工程延至秋凉后施工。

霍乱同样是厦门的外来病。1873年，霍乱是由海轮自菲律宾带入的。光绪三年（1877年）六月，霍乱再次传入厦门。据《中国国境口岸检疫传染病疫史》载，1882年，菲律宾岷里拉霍乱流行，此地有海轮开往厦门，在船上发现霍乱病人，死者多人，其中2名死者停留厦门港，引起厦门港霍乱流行。[③]光绪八年（1882年），鉴于疫情凶猛，当局曾暂停了厦门至菲律宾的海运。据《益闻录》载，福建海防兵备道观察出示晓谕，禁止小吕宋（今菲律宾）的商船直接驶入厦门口，厦门的商船不得去往小吕宋，因商船自小吕宋至厦门者实繁有徒，易于传疫，故出示晓谕，凡来自小吕宋之船不准直驶入口，厦门欲往该处之船亦一律截止，以免传染，防患未然，民生有赖，亦善政之一端也。[④]由于厦门与东南亚地区交往频繁，为防止疫病传入，厦门港实施《厦门口岸保护传染瘟疫简章》，严格检查疫区来船，其首任医官是被称为"热带医学之父"的万巴德·曼逊（Patrick Manson）。

汕头辖有澄海、潮阳、南澳三县及汕头本市，晚清隶属于潮州府。该地灾疫频繁，尤以澄海为最，如表2-2所示。据《汕头卫生志》记载，1874—1875年，汕头霍乱流行，1888年、1891年汕头又发生霍乱流行。1882年夏，菲律宾又发生霍乱。汕头是晚清时期著名的旅菲侨乡，为防止疫病传入，1883年汕头也开始施行检疫。

表2-2　1874—1911年澄海县灾疫事件

年份	季节特征	疫情记载
1874年	不详	霍乱

① 马长林,黎霞,石磊.上海公共租界城市管理研究[M].上海:中西书局,2011:89-90.
② 停工防疫[N].申报,1882-05-02(3).
④《厦门市卫生志》编纂委员会.厦门市卫生志[M].厦门:厦门大学出版社,1997:150.
④ 防疫[J].益闻录,1882(192):361.

续　表

年份	季节特征	疫情记载
1887年	不详	霍乱
1888年	不详	霍乱
1891年	不详	霍乱
1894—1906年,每年	春夏居多	鼠疫
1909—1911年,每年	1911年春夏,其余不详	鼠疫

资料来源:赖文,李永宸.岭南瘟疫史[M].广州:广东人民出版社,2004:186-187.

有的民众对霍乱疫症不甚了解,对医生的治疗方法迷糊不清。广州有人染疫,初起即类昏迷,浑身出汗,口流涎沫,舌渐缩小,缩尽则死。有医生谓用牛油烛,燃火滴油于舌尖,可愈此病。未知是否,姑且志之。①其实,此法对治疗霍乱并未有效。"燃火滴油"的办法只会刺激舌尖,不会对霍乱弧菌有效,医家应用传统理论分析霍乱表证,并未了解霍乱的病源。

(二)腺鼠疫疫情及其防治

道光十九年(1839年)林珮琴的《类证治裁》就记载了"疙瘩瘟"的情形,"发块如瘤,遍身流走,旦发夕死"。②1867年以后,广东省各地不断暴发鼠疫,首先在西部廉州府的重要港口北海发生,其后隔期发生,1871—1877年每年春季均有发生。③据《合浦县志》记载:"同治十二年(1873年)夏大疫。"鼠疫流行范围已超过北海,到了合浦,而后,鼠疫扩散至钦州、高州、雷州、琼州、廉江等地。④1890年以后,广东各地鼠疫不断,1896年台湾鼠疫蔓延,1907年部分省区发生鼠疫,蔓延至南北两部者,有二十四

---

① 染疫骇闻[J].益闻录,1882(179):283.

② 林珮琴.类证治裁[M].北京:中国中医药出版社,1997:74.

③ 余新忠,赵献海,张笑川,等.瘟疫下的社会拯救:中国近世重大疫情与社会反应研究[M].北京:中国书店,2004:241.

④《鼠疫流行史》,冼维逊编著,广东省卫生防疫站1988年内部印行本,第184-185页。

处，说明鼠疫贻害渐广。①

由于各地史书记载纷繁复杂，对鼠疫的发源、症状及传播的记载多为片段，导致对鼠疫疫源地的看法莫衷一是。1894年广州暴发鼠疫，然后蔓延到香港、厦门、台湾、牛庄等地。关于1894年广州鼠疫的来源，学界有三种不同的说法：第一，源自云南、广西。麦克尼尔在《瘟疫与人》一书中认为，由军队从云南带入北海，而后传到其他地区，《中国鼠疫流行史》和《鼠疫概论》也持同样的观点。第二，外国传入说。有人认为从缅甸、越南传入，《岭南瘟疫史》认为，华南各地的鼠疫大流行，发源于滇缅边境。②《鼠疫原起》一书说道，"此症始于安南，延及广西"，翌年"三月后高州郡城亦大作"。③有人认为从印度传入，宣统《西宁县志》《东莞县志》皆有鼠疫源自印度的相关记载。④第三，广东本地疫源说。《中国经济史上的天人关系》认为，遂溪、廉江存在一个鼠疫自然疫源地，那里有适宜的地理、气候以及生物条件。⑤目前，学界大多认为，鼠疫是输入性疾病，中国并非鼠疫的源头，但并不排除中国是鼠疫疫源地的可能。正如《鼠疫流行史》中所说："鼠疫第三次世界性大流行是多源性的。"

1894年，广州暴发鼠疫，然后蔓延到香港、汕头、厦门、台湾、营口⑥等地。"广州之流行，以五月间为最盛，七月末几全不见，然散发病例，仍有死亡，数目不详"，据估计居民总数约一百五十万人中，约有七万人死亡。⑦此后，鼠疫由广州与香港向北散布。1899年，鼠疫由香港再次传入营口。1901年和1903年，鼠疫两度传入福州。1908年，传至上海、唐山等地。可见，当时的检疫工作未能有效地阻止鼠疫的传入和流行。

---

① 张剑光.三千年疫情[M].南昌:江西高校出版社,1998:516.

② 赖文,李永宸.岭南瘟疫史[M].广州:广东人民出版社,2004:307.

③《鼠疫原起》《鼠疫汇编》,[清]吴存甫著,羊城翰元楼版,清光绪二十三年(1897年),转引自邓铁涛.中国防疫史[M].南宁:广西科学技术出版社,2006:251.

④ 李永宸,赖文.19世纪后半叶广州鼠疫传入路线的探讨[J].中华医史杂志,2003,33(4):206-207.

⑤ 曹树基,李玉尚.历史时期中国的鼠疫自然疫源地:兼论传统时代的"天人合一"观[M]//李根蟠,原宗子,曹幸穗.中国经济史上的天人关系.北京:中国农业出版社,2002:109.

⑥ 1858年《天津条约》原定牛庄开埠,后因牛庄海口水浅,改为原牛庄管辖的没沟营口岸开埠,营口由此得名.

⑦ 伍连德.中国之鼠疫病史[J].中国医学杂志,1936,22(11):1048.

近代厦门是鼠疫重灾区。厦门市区鼠疫始于1884年，止于1947年，流行54年次，其中以1897年和1905年最为严重。疫区分布在5个区21个乡128个街村，发病8327人，死亡642人。据《厦门市志：第四册》记载，1885—1926年，鼠疫四次传入厦门，其中以1897年和1898年的鼠疫疫情最为严重，死亡人数达1万人。[①]同安县鼠疫出现于1886年，终止于1951年，其中以1896年、1897年、1899年的鼠疫流行最为严重，疫区分布在4个区50个乡633个村，发病54278人，死亡49334人。[②]

面对疫情的传播，各个海港都采取了一些防疫措施。广州、香港鼠疫流行时，上海各领事随即照会江海关道，要求河泊司查验所有香港来船，所有香港来沪之船恐带有疫气，不令入口，船上如有疫气，则须停泊黄浦口外滩，离浦六里之遥，船上高挂黄旗，一切人等不准登岸，岸上人亦不准上船。[③]一般情况下，轮船在港口外停泊十天。上海工部局也担心香港疫病通过船舶传入上海，严查香港、广州等南方各港口来船，并对行李物品进行消毒，凡船之由香港、广州及南方各处来者，一律令其停泊下海浦外六里，请西医上船稽查，如行李货物中带有疫气，急令携至浦东熏以硫黄烟，始准各自携去，必查明船中并无疫气，方得进傍码头，同时照会江海关道，严禁将尸棺抛荒，上海各处之污秽留存者，日内急需扫除净尽，租界中贫苦小民，往往将尸棺抛弃荒郊，无力营葬，炎天毒日，秽气熏蒸，行人触之最易致疾。[④]在上海的下海浦建立防疫医院，聘请两名西医负责防治工作，将染疫病人隔离治疗，另外聘请两名西医负责船舶和船上人员及其物品的蒸熏消毒。

1894年之后，各地还是不时有疫情发生。1894年牛庄（今辽宁海城）也出现鼠疫，1899年鼠疫由香港再次传入牛庄、营口。[⑤]1901年冬天，营口三江公所东面，有人患疫身亡，事后经西医验明，恐有疫气传染，将是处平

① 厦门市地方编纂委员会.厦门市志:第四册[M].北京:方志出版社,2004:2674.

②《福建省鼠疫流行史》,中国医学科学院流行病微生物研究所编,福建省卫生防疫站1973年修印,第35、52页,转引自:杨齐福.近代福建社会史论[M].北京:社会科学文献出版社,2011:163.

③ 防疫杂言[N].申报,1894-05-23(2).

④ 上海防疫[N].申报,1894-06-07(3).

⑤ 邓铁涛.中国防疫史[M].南宁:广西科学技术出版社,2006:270.

屋十一间一律封闭，至三月二十三日，天清气朗，俄巡捕头率人将此屋灌以火油付诸一炬，旋酌给屋主洋银四百元，以偿工料之费，同时关帝庙附近亦焚毁房屋一栋，杜渐防微，不得不如此也[①]。俄人焚烧房屋、毁坏居民财物的办法简单粗暴，引起了民众的不满，但对防止疫情扩散有一定的效果。

（三）东三省肺鼠疫疫情及其防治

1910年9月初旬，在达乌利亚最早发现鼠疫，通过交通路径由达乌利亚延及满洲里，乃至蔓延至东三省。[②]黑龙江省西北满洲里（今属内蒙古满洲里市）与海拉尔、西伯利亚邻接，曾经是繁荣的贸易中心，1910年深秋，出现首例鼠疫病例，患者是从事旱獭皮毛生意的猎人和商人，只是官方没有深究。俄国当局登记的第一例肺鼠疫病例在1910年10月12日发现，至11月12日，已发现158例患者和72具尸体，当时满洲里共有9000人，鼠疫病死者占当地人口的0.8%。[③]鼠疫疫情从满洲里向西流至西伯利亚，向东沿着铁路传至齐齐哈尔、墨尔根（今嫩江县）、哈尔滨，向南袭击了双城堡、吉林市（今长春）、奉天城、山海关、大连、天津、北京，直至山东济南、芝罘（今烟台），南北绵延长达1700英里，构成了由铁路、旱路和海路连接的疫区。[④]此次鼠疫不能断定始于满洲里，然而满洲里是铁路交通枢纽，鼠疫确实经由满洲里蔓延各处。

1910年10月27日，鼠疫侵袭哈尔滨，哈尔滨是交通枢纽，很快成为疫区中心。当时哈尔滨人口不足2万，已死去5272人，吉林省延吉县死者达323人。[⑤]据时任东三省总督锡良所述，东北鼠疫疫情异常凶猛，"查此次百思笃之疫，实始于满洲里左近，由哈尔滨、长春蔓延于黑龙江、吉林、奉天，迨京奉、东清、南满火车停开，遮断交通，而疫势已如江河一泻千里，

---

① 焚屋防疫[N].申报,1902-05-13(3).

② 东三省疫事报告书:第三编[M]//李文海,夏明方,朱浒.中国荒政书集成:第12册.天津:天津古籍出版社,2010:8457.

③ 伍连德.鼠疫斗士:伍连德自述:上[M].程光胜,马学博,译.长沙:湖南教育出版社,2011:39.

④ 伍连德.鼠疫斗士:伍连德自述:上[M].程光胜,马学博,译.长沙:湖南教育出版社,2011:40.

⑤ 张剑光.三千年疫情[M].南昌:江西高校出版社,1998:572.

不可遏绝"。①东北三省鼠疫肆虐，尸横遍野，病死者甚众，如表2-3所示。东北鼠疫还殃及关外的天津、北京、直隶（今河北）以及山东、河南诸省，直至1911年3月才得以平息，这次鼠疫共造成六万多人死亡。②

表2-3　1910—1911年东三省死亡人数记录

流行区域	死亡人数
黑龙江省	15295
吉林省(包括哈尔滨)	27476
奉天省(今属大约辽宁一带)	5259
旅顺、大连	76
从奉天(今沈阳)到天津、北京沿途	1693
从北京到汉口沿途	173
从北京经过直隶(今河北),山东到长江边上的浦口(今属南京)沿途	928
山东省	1562
总　计	52462

资料来源：伍连德.鼠疫斗士：伍连德自述：上[M].长沙：湖南教育出版社,2011：40

注：如果计入漏报的死者,死亡总人数至少达60000人。

关于此次鼠疫的疫源地，管书合的《1910—1911年东三省鼠疫之疫源问题》一文中有详细论述，他认为，此疫源自满洲里附近呼伦贝尔草原的旱獭，由于人们对旱獭的捕猎，使得鼠疫由旱獭传至人，而后形成人间鼠疫。③另据胡成先生所述，现代性经济的扩张是推动鼠疫暴发和传播的重要原因，旱獭是肺鼠疫的传播源，早期的旱獭毛皮仅被土著用来做靴子，并无

　　① 东三省疫气一律扑灭在事尤为出力人员请奖折(宣统三年三月二十八日)[M]//锡良遗稿·奏稿：第2册.北京：中华书局,1959：1311.
　　② 余新忠,赵献海,张笑川,等.瘟疫下的社会拯救：中国近世重大疫情与社会反应研究[M].北京：中国书店,2004：261.
　　③ 管书合.1910—1911年东三省鼠疫之疫源问题[J].历史档案,2009(3)：91-96.另一种观点认为,此次鼠疫的疫源地在俄国境内,而后由俄国传入中国东北境内,一是染疫劳工回国,二是俄国强制驱逐有染疫嫌疑的中国人,因而形成大疫,详见：焦润明.1910—1911年的东北大鼠疫及朝野应对措施[J].近代史研究,2006(3)：108.

太大的商业价值，而当加工后的旱獭皮颇受欧洲市场青睐后，旱獭皮就变得紧俏，从而吸引大量来自山东、直隶等地的捕猎者赶赴与俄毗邻的中国边境满洲里，他们受利益驱动往往不论旱獭是否患病，就将其捕捉剥皮甚至食用，这为鼠疫杆菌传至人而后造成人间鼠疫打开了地狱之门。[1]根据《东三省疫事报告书》（第三编）所载，旱獭和老鼠都是鼠疫杆菌的来源，而跳蚤、臭虫等是传疫的媒介，满洲里鼠疫起源于旱獭捕猎者将鼠疫杆菌传给棚户华工，俄国人深恐疫情扩散，"遂将该棚内华工一律逐出"，最终酿成东三省惨烈的鼠疫疫情。[2]由此看出，俄国采取强制驱逐华人的做法，也是加剧此次肺鼠疫传播的重要原因。

南北方疫症各有特点，北方冬春季为肺鼠疫高发期，且传播速度极快。以满洲里鼠疫为例，北方冷时，海水冰结，山野霜寒，居民怕冷，窗户紧闭，以致空气不得流通，若有染肺炎疫者在其内，则其传染之弊，危险万分。往昔满洲之疫，每由一人而染一家一村一省，三月之内死至数万人，究其原因，是带菌鼠蚤离开疫鼠，到人群中寻找新宿主，疫鼠既死，而其虱怕其体寒兼之无血可吮，就离死鼠而投生鼠，苟无生鼠，则投及于人矣，南方的上海则在春夏季流行鼠疫，且多为腺鼠疫，春暖时节鼠虱繁衍，既有疫种，加以鼠多虱多，疫症遂盛。[3]

1. 中外检疫的争执与合作

清政府害怕东北鼠疫威胁到京津，在山海关设检疫所，并联络各海港同时施行检疫。日本、俄国趁火打劫，以保护侨民为名，试图攫取我国的检疫主权。俄国在铁路沿线建立防疫局，采取了一些防疫措施：建立鼠疫患者营房和隔离观察室；将城区分为8个区，以加强卫生管理；从俄国派遣足够数量的医务官员；提供足够数量的车辆以保障城镇清洁；任命卫生官员，开设讲座，利用中俄双语普及读物宣传防疫知识；关注公共卫生和居民个人健康

---

① 胡成.医疗、卫生与世界之中国(1820—1937)[M].北京:科学出版社,2013:125-126.

② 东三省疫事报告书:第三编[M]//李文海,夏明方,朱浒.中国荒政书集成:第12册.天津:天津古籍出版社,2010:8458.

③ 防疫说[J].通问报,1914(29):8.

状况，建立鼠疫防控中心以发现和隔离鼠疫病人；改善贫穷阶层的居住条件；为务工者和失业者设置居留地和食棚；设立哨卡，检查所有进城人员；对房屋和衣物进行仔细消毒。①为预防瘟疫起见，东清铁路公司严禁承运旱獭皮油及各种兽肉，以免传染。但是俄国人针对华人的强制措施，例如焚毁房屋、烧毁衣物、强行隔离、消毒甚至驱离等，引起华人强烈的不满。正如滨江关道于振翁所述，"疫症传染亟应预防"，"于道里华人饭馆、小店向称污秽之区，尤指为最易传染"，傅家甸防疫会缺乏中医人才，而俄国的防疫措施令民众不满，民命关天，形势危急。②

俄国人对满洲里、傅家甸的防疫工作极为不满，认为清政府防疫不力，企图干涉防疫。傅家甸自疫症流行以来，华官毫不留心，以致传染日甚，俄人不得不设法干预，嗣由医士宣布办法二条：第一条，立刻派兵将傅家甸围守，断绝交通，不准往来；第二条，由租界防疫会派医生往傅家甸干预检疫，方为有效，并在道外添设西式医院数间，可容纳病人五六百人，分为六区，再添医生十名，至医生经费每月需二万五千元③。俄国的做法引起朝野的巨大震动，其一，断绝交通不利于经贸往来，损害中国商人的利益；其二，由租界派遣医生干预防疫，预示着清政府有失去检疫主权的危险，陷于被动的不利局面。俄国越俎代庖的做法引起了清政府的恐慌。清政府民政部电告东三省总督锡良，加派兵巡，切实检查，免贻口实，未几停驶奉榆火车，于山海关车站，设立查验住宿所，奉天、山海关两处设立卫生会，又于东三省各口及大连湾到安东、秦皇岛、上海、汕头、烟台、福州、厦门等处船只，按例查验，凡欧洲过西伯利亚所来之邮件，须在山海关熏蒸后，方准南行，京师各使馆界内，因防疫交通不便，均电报来往④。

但是由于各国医生各执己见，互相推诿，不利于防疫工作的开展。法国医师梅尼自恃其曾参与唐山腺鼠疫流行的防治经历，要求东三省总督锡良任命他统管防疫事务，遭到拒绝。显然，清廷更支持伍连德掌管东北防疫事

① 伍连德.鼠疫斗士:伍连德自述:上[M].程光胜,马学博,译.长沙:湖南教育出版社,2011:31-32.
② 锡督关心哈埠防疫事宜[N].顺天时报,1910-12-09(4).
③ 俄人干预傅家甸防疫之震动[N].申报,1910-12-03(11).
④ 李树猷.濂园医集[M].台北:启业书局,1968:32.

务，宣布撤销梅尼的派出指令。而后，在奉天设立防疫总局，统一管理，制订章程，所拟搜查、检验、治疗、消毒的办法，得到了各国领事的一致赞成。刘汽车以及行人车辆的检验是最为困难的，当地商讨留验方法已是唇焦舌敝。一方面，安奉、东清、南满等铁道与日、俄两国协力防检，虽然清廷为维护民命和国权，愿意耗费巨资，但是各铁道沿线没有适合留验的房屋，在冰冻期间仓促筹建检验所，使得东三省物力告急。另一方面，清廷又采取了一些措施：首先，与日、俄商议暂停东清和南满二、三等火车开往哈尔滨，防止传染源传入；其次，在南满、京奉、安奉铁路线所经站点，均要按章检疫；最后，由大连税关拨银15万两，充当防疫经费。

然而，传统的中医在应对此次鼠疫中显得乏力，不得不请求派遣精通西医者。外务部右丞施肇基意识到，唯有自主检疫取得成效，方能拒止外国干涉，他举荐伍连德负责东北防疫的事务。随着鼠疫由满洲里蔓延至哈尔滨，东三省总督锡良采取紧急防疫措施，开办防疫所，购买医药及医疗设备，选派中国医生伍连德、法国医生梅尼、英国医生吉陞同时前往。伍连德受命于危难之时，与助手林家瑞一同奔赴疫区开展防疫工作，应用西方医学方法防治，取得显著效果。

2. 分区隔离消毒

东北三省幅员辽阔，凡人迹所至之地皆是鼠疫防控区域，防疫难度很大。其一，人口密集地区，货物商旅往来络绎不绝，施行检疫有应接不暇之虑，人口稀少处，行数百里不见人烟，处处设卡防疫又有鞭长莫及之虞；其二，正值年终，商贾忙于清货款，旅客急于返乡过春，大豆、高粱等是时出运，地面冰冻、平坦，行车便利，麕集于衢，节节检疫，留养劳费不资。

清政府要求各级机构认真筹办，切实稽查，毋稍疏忽，力免疫情传入关内。东北地方政府力行防疫新政，聘请中外名医，于省城及各商埠紧要地方设立防疫总局，总司一切机关。又于各处分设检疫所、诊疫所、隔离所、疑似病院、庇寒所，给以医药衣食，其有疫毙及久停尸棺，分别深埋焚化。街衢住户，由巡警同消毒兵役按段稽查，务令洁净，以消毒气。①此次防疫耗费巨大，先由四国（英、法、德、美）银行拨借40万磅，仅辽宁省就耗费了其中的30万磅，而后经大清、交通两行再各借30万磅，才缓解了经费困境。②

伍连德认为，当下最紧急的是制定相应的防疫政策和成立工作高效的防疫组织，并提出了初步的防疫计划：第一，傅家甸流行的肺鼠疫已经得到了临床和细菌学的验证；第二，此次鼠疫主要是人际传染，目前排除人鼠间传染，应着力于流动人群的瘟疫防控；第三，必须严格管制满洲里和哈尔滨之间的铁路交通，加强中俄间的防疫合作；第四，派人沿途巡查，防止染疫者通过道路和冰冻的河流传播鼠疫；第五，提供更多的房舍作为检疫医院和隔离病房，加强警务合作；第六，培训和招募更多的医师和助手；第七，当地道台应提供足够的防疫活动经费；第八，加强京奉铁路沿线的卫生检疫，建立检疫医院和隔离病房，采取严格的检疫隔离措施；第九，寻求与日本南满铁路当局的合作。③

在伍连德的主持下，召开了一系列会议，商讨防疫措施，最终采取了以下措施：第一，对傅家甸采取分区隔离的办法，共分4个区，并由高级医官分区负责对区内房屋进行逐一检查，将患者、患者家属和接触者分别隔离，进行房屋消毒，每日呈报疫情报告；第二，由经过系统训练的医务人员替换警察，负责例行检查和疫情呈报；第三，从长春调来1160名中国步兵，密切关注人员流动，以严格执行有关规则；第四，征召600名警察成立一支警务分队，接受防疫工作训练，配合医官防疫工作。④在防疫机构的推荐下，简单的纱布口罩得到快速推广，伍连德还自己设计了口罩。为了防范鼠疫，满足防疫和隔离等工作场所的需要，将学校、客栈和大车店等关闭，然后租用，将其改造为办公区、消毒站、医务人员宿舍和接触者隔离营，并要求不同区域人员分别佩戴政府分发的白、红、黄、蓝4种颜色的臂章，分别代表

① 曹廷杰.曹廷杰集[M].北京:中华书局,1985:275.
② 张剑光.三千年疫情[M].南昌:江西高校出版社,1998:574.
③ 伍连德.鼠疫斗士:伍连德自述:上[M].程光胜,马学博,译.长沙:湖南教育出版社,2011:16.
④ 伍连德.鼠疫斗士:伍连德自述:上[M].程光胜,马学博,译.长沙:湖南教育出版社,2011:29.

4个分区，进入不同分区必须有特别许可。在城外设立军事封锁线，由1200名士兵驻守城外，600名警察在城内日夜执勤，未经防疫局特许不得进出城区。

由于北方鼠疫流行，疫情向外传染之势迅猛。清政府为了避免东北鼠疫传入北京城，由步军统领衙门设立防疫检疫局。"在四郊地方设检验局"，"派中西医士于四郊地方，遇染患病症或病故人民逐一检验，由染疫地方来京者，特设检疫所详细留验、逐日申报"，于1911年3月20日，防疫检疫各局所陆续裁撤，仍由军医并两翼五营官弁及四郊自治分局办事各员，随时防范①。度支部拨发防疫经费银二万两，购买防疫卫生药品、修葺检验留验各所、添置家具及用于办公津贴等，共动用银一万五千八百九十九两四钱七厘九毫，尚盈余银四千一百两五钱九分二厘一毫，后将经费盈余部分上缴国库。②

3.尸体火葬

防疫初期，地方当局允许死者家属自行殓葬，无主尸体由政府收集，用棺木装殓，并运往公共墓地安葬。但随着死亡人数的急速增加，已经没有足够的棺木用于埋葬尸体，甚至连收集尸体都力不从心。时值隆冬，地冻土深达5~7英尺，挖掘墓穴极为困难。收集尸体的工作非常艰辛，也招不到人及时掩埋尸体。大量的尸体和棺木暴露在白雪皑皑的地面上，绵延1英里以上。有的棺材没有钉牢，甚至敞开，由于天气严寒，许多尸体在入殓前已经僵硬，保持死前的各种姿态，令人不寒而栗。

如果不及时处置这些带有鼠疫病菌的尸体，任由野鼠噬咬，有可能使鼠疫病菌进一步扩散，不利于鼠疫防控局势的改善。最后，想到将尸体集中焚烧。然而，中国人固有的崇拜祖先和孝道思想，成为难以逾越的屏障。人们将集中火化视为对先灵的不敬、对人性的亵渎，集中火化似乎难以开展。为了顺利推进防疫工作，必须获得上层社会对尸体火化的支持。伍连德邀请官员实地视察，并道明原委。结果当这些官员身临其境目睹如此惨状时，一致

---

① 裁撤防疫检疫局所[N].北洋官报,1911(2763):8.
② 缴回防疫盈余银两[N].北洋官报,1911(2763):9.

同意奏请清廷火化这些死者的尸体。

清廷对疫情的发展态势极为恐惧，害怕疫情波及京畿，为了遏制疫情，同意了集中火化尸体的举措，这是中国乃至世界历史上的破天荒之举。1911年1月30日，伍连德派遣全绍清医师雇用了200名工人，于次日清晨前往收集棺木和尸体，并将其按100具为一堆叠放，共计22堆，过了一两天，这些尸体即行消失。①随后在这些火化后变得松软的地方，挖了几个宽20英尺深10英尺的大坑，以供此后的鼠疫死者火化。火化尸体的方法得到推广，俄国防疫局的博古奇医师在其所辖地区火化所有因鼠疫而死的人，1911年2月即火化了1416具尸体，包括1002具从墓中掘出的，长春防疫局共计火化4643具因鼠疫而死的人的尸体。②

经过此次防疫，清政府意识到传统的防疫办法已不能有效控制疫情，而应采用西医隔离、消毒的方法。清政府由过去相信中医，转而支持西医。东三省及华北一带，当清末时，即1910年至1911年，肺疫大流行，虽死去生灵六万，损失国币万万，但吾国有系统之公共卫生行政，乃得借此以立其基础。当时清自清帝以下执政者，本均信仰旧医，遇此空前恶疫，亦不得不认旧法之不足恃，而采用新医之科学防疫方法，如按户强制检疫，广设隔离所或隔离车，将堆积哈尔滨及其他一带之无数疫尸付之火葬等是也。③对鼠疫死者的集体火化和尸体解剖，被伍连德称为中国近代医学发展史中的两个标志性事件，不仅彰显了清政府的人道主义动机，抛开了古老的偏见，而且也证明了科学能拯救生命，使民族免受灾难。④

4.舆论宣传

在政府主导东三省防疫时，民间社会也采取了种种防疫措施。《盛京时报》《大公报》《申报》等著名报刊都陆续介绍鼠疫流行史及其对人类的威胁，还介绍了鼠疫的病因、防治办法和防疫形势等相关内容。有人提出，不

---

① 伍连德.鼠疫斗士:伍连德自述:上[M].程光胜,马学博,译.长沙:湖南教育出版社,2011:36.

② 伍连德.鼠疫斗士:伍连德自述:上[M].程光胜,马学博,译.长沙:湖南教育出版社,2011:37.

③ 伍连德.东北防疫处之沿革[Z]//伍连德,伍长耀.海港检疫管理处报告书:第三册.上海:上海图书馆,1933:11.

④ 伍连德.鼠疫斗士:伍连德自述:上[M].程光胜,马学博,译.长沙:湖南教育出版社,2011:71.

良的生活习俗和生活习惯会助长鼠疫的肆虐，只有加强个人卫生，改变传统的卫生习惯，才能预防和规避鼠疫。有人通过编写防疫歌的形式，应用通俗、浅显的语言宣传疫情的特征、危害，强调保持清洁卫生的重要性，介绍防疫方法等。各地还设立宣讲所，进行卫生防疫宣传。如表2-4所示，奉天省各县几乎都设有宣讲所，铁岭县、法库厅、镇安县所设数量较多。

表2-4　奉天各属宣讲所设备情形

地别组织	所数	宣讲员数	编辑员数	印刷物
奉　天	15	63	15	4
义　州	1	7	无	无
开原县	10	10	7	无
辽源州	6	12	无	无
辽阳州	1	1	无	无
西丰县	3	14	无	无
广宁县	1	5	1	2
铁岭县	67	67	无	无
宁远州	6	14	无	无
东平县	22	30	5	2
怀德县	4	4	无	无
法库厅	83	97	64	4
绥中县	5	16	无	无
锦州府	2	4	1	无
昌图府	22	55	无	无
镇安县	47	54	无	无
营口厅	2	10	无	3
宽甸县	5	10	2	1
凤凰厅	2	3	无	无
安东县	10	30	4	1

地别组织	所数	宣讲员数	编辑员数	印刷物
通化县	7	14	1	无
抚顺县	无	无	无	无
彰武县	无	无	无	无
辽中县	尢	尢	无	无
本溪县	无定所	无定员	无	无
西安县	无	无	无	无
海龙厅	无	无	无	无
康平县	无定所	无定员	无	无
盘山厅	2	2	无	无
奉化县	无	无	无	无
锦西厅	无	无	无	无
复　州	无	无	无	无
海城县	无定所	无定员	无	无
新民府	无定所	无定员	无	无
兴京府	无	无	无	无

资料来源:李文海,夏明方,朱浒.中国荒政书集成:第12册[M].天津:天津古籍出版社,2010:8448.

5.奖励防疫人员

由于疫势严峻，防疫期间有部分医生、警察、夫役、士兵等染疫死去，令人心寒胆战，为了鼓励医生及差役积极防疫，提高抚恤待遇是应当的。由表2-5可知，防疫从业人员总共有2943人，死亡297人，死亡人数最多的从业者是警察、卫生警察、辅助劳工、救护车司机和士兵，死亡率最高的是中医、消防队员、辅助劳工和救护车司机，这些人经常与患者和病死者密切接触，又从未经过科学的训练，对鼠疫病因的认识普遍不足，没有采取谨慎和有效的防护措施。鼠疫流行期间，当地中医的生意特别兴隆，但后果是登记在案的31位执业中医中有17人死于鼠疫,约占其总人数的54%。[①]

表2-5　1910—1911年东北鼠疫防疫从业人员死亡情况

从业人员	从业人数	死于鼠疫的人数	死亡率
有从业资格的医师	20	1	5%
医学堂学生	29	1	3.50%
中医	9	4	44.40%
警官	31	2	6.50%
警察	688	30	4.40%
卫生警察	206	11	5.30%
骑警	80	5	6.20%
消防队员	20	5	25%
辅助劳工	550	102	18.50%
厨师	60	4	6.70%
救护车司机	150	69	45%
士兵	1100	63	5.70%
总数	2943	297	平均死亡率14.7%

资料来源:伍连德.鼠疫斗士:伍连德自述:上[M].程光胜,马学博,译.长沙:湖南教育出版社,2011:47.

　　锡良深知疫情危急,防疫事务又是关乎国家主权和国际关系的大事,对防疫人员的待遇和奖励极为重视,特上折请求奖励在防疫中做出贡献的人员。[②]由于防疫措施处置得当,短短数月东三省的鼠疫疫情得到了有效控制。宣统三年三月,锡良上折为东三省疫气控制尤为出力人员请奖,张俊生、都林布、张翼廷、程学恂、史纪常、徐麟瑞、王恩铭、郭宗熙、伍连德、钱穆生、黄宝森、王顺存、魏时锟、萧延年等人在列。[③]

---

　　① 伍连德.鼠疫斗士:伍连德自述:上[M].程光胜,马学博,译.长沙:湖南教育出版社,2011:48.

　　② 锡良.疫气蔓延人心危惧请俟事竣保奖出力人员折(宣统二年十二月十六日)[M]//锡良遗稿奏稿.北京:中华书局,1959:1266.

　　③ 锡良.东三省疫气一律扑灭在事尤为出力人员请奖折(宣统三年三月二十八日)[M]//锡良遗稿奏稿.北京:中华书局,1959:1312.

二、西式海港检疫的引入与实践

鸦片战争的战败改变了中国独立自主的状态，中国沦为半殖民半封建社会。19世纪中期，中国沿海港口城市尚未设立专门的检疫机构，各国船舶的船主、船长或代理公司自行采取防疫措施，这种放任状态往往导致鼠疫、霍乱、天花等疫情在城市间和国际上传播。1873年，东南亚霍乱波及中国。为了防止霍乱的传播和扩散，上海和厦门同年立章实施海港检疫，开创近代中国海港检疫之先河。虽然红毛港（新竹）、打狗港（高雄）、澳门、香港、广州、营口等地实施检疫的时间实际要早于1873年，但由于这一年才正式制定章程，故学界一般以此作为中国海港检疫开始的标志。[①]而实际上，列强控制海关并享有中外条约所规定的特权，海港检疫权长期为外国人所控制。

（一）西式海港检疫规制的引入

为防止疫病危害列强诸国侨民及航运利益，1873年7月21日，上海海关税务司理船厅英籍医官司瑞特拟成《检疫简章》4条向北京总税务司罗伯特·赫德报告，请求委派医官登轮查验疫区、疫港来船，以避免疫病扩散，并建立永久性的条例，任命固定的港口卫生官员。[②]上海海关公布4项检疫条例，根据不同的情形，对疫区来船采取不同的措施：疫区来船必须悬挂黄旗在港外候检，由水警看守，船上人员不能随意上下；经医官检疫，如果船上有患者，该船则须隔离检疫1~3日；如果有病患死去，则隔离检疫3~5日；如果有多人患病，则易地停泊，进行卫生消毒，隔离检疫期限依情况而定。亚历克山·詹梅逊成为上海首任检疫医官，上海成为中国最早制定并实施海港检疫制度的城市。

1873年8月，据报告称，曼谷和新加坡均已发现霍乱，工部局应各国驻

---

① 上海出入境检验检疫局.中国卫生检疫发展史[M].上海:上海古籍出版社,2013:5-6,12;余新忠.清代卫生防疫机制及其近代演变[M].北京:北京师范大学出版社,2016:115.

② 上海出入境检验检疫局.中国卫生检疫发展史[M].上海:上海古籍出版社,2013:11.

沪领事的要求采取了多项防疫措施。首先，清洗租界居住区的沟渠。其次，要求上海道台扩大检疫范围，对疫区船只实施严格检疫，一切外来船只停泊于港口下游线1英里外的滞留地，在确认无疫后才能进港。①

1874年初，为防止租界内发生疫情，亨德森医生提出了6点建议：（1）按要求定期冲洗沟渠；（2）每日打扫街道；（3）增加卫生稽查员；（4）将租界分区，每区分设巡视机构；（5）按《土地章程》附律第29款及时清理粪便等污物；（6）用石灰水洗刷华人区房屋，并借用消防车冲洗街道及弄堂。②工部局视具体情况将部分建议付诸实施，对预防霍乱起到了一定的作用。为适应海港检疫新形势的需要，江海关监督拟订了详细的《严查各国洋船由传染病症海口来沪章程》，该章程以中、英、法三国文字颁布，并咨照驻沪各国领事备案，同时发送其他各港一律施行。章程总共有8条，其主要内容有：

（1）江海关监督及各国领事随时可定何处系为有传染病症海口，如酌定后，监督即知照河泊司传知派驻吴淞管灯塔潮势之人。

（2）有洋船驶至吴淞口外，即由吴淞管灯塔潮势之人前赴该船查问，如系从监督及各国领事所定有传染病症之海口而来者，当给予该船此项章程一纸，并令该船挂一黄色旗在前桅梢上，方准进口。

（3）河泊所知有挂黄旗之货来，立即通知所派医生，迅赴该船查验。

（4）河泊所见有挂黄旗之船来，即令该船在浦江泊船界口三里以外停泊，并派水巡捕赴该船之旁看守。医生查验之时，船内人不准上岸，外来人不准上船。

（5）查明该船从有传染病症之口开行及在路之时，并无一人患过此病，可准其进口；如船内曾经有人患过传染病症，而患病之人已在半路卸去，不在船上，该船到沪，亦准进口；如船内曾经有传染之病已故者应令该船在泊船界外停泊一二日；如船内现有多人患传染之病，查船医生令其驶回吴淞口红浮桩外停泊，即将有病之人设法离开安置别处，并将船只货物妥为熏洗，

① 马长林,黎霞,石磊.上海公共租界城市管理研究[M].上海:中西书局,2011:88.
② 上海公共租界工部局档案:U1-16-4704,转引自:马长林,黎霞,石磊.上海公共租界城市管理研究[M].上海:中西书局,2011:89.

所有在船人货仍不准上岸，亦不准外人上船，须听医生吩咐，方准上下，其停船时日，如需多定几日，医生与该船本国领事酌办。

（6）医生查船后，将查验各情函报河泊司，由河泊司转报上宪暨该船本国领事查阅。

（7）按照引水章程第七款内上海分章第十七款，引带该船之引水人，不能擅自离船，须听河泊所吩咐，方准离开；又引水人引船时，知该船内有患传染之症者，应令所雇带船之小火轮船用绳跟系小火轮船之后拖带而行，不准旁靠该船左右。

（8）有人违犯以上备章者，华人送地方官查办，洋人送领事查办。[①]

该章程规定：由海关监督及外国领事共同认定疫区；来自疫区船舶进港前须在前桅梢上悬挂一面黄色旗帜，并送上章程一份；悬挂黄旗船舶应在远离泊船区3里以外处停泊，由检疫官员查验，巡捕一旁看守，不得随便上下；如果船内有人感染疫症而死，则令该船指定区停泊1—2日；如果船内有多人感染疫症而死，则令该船驶回吴淞口红浮桩外停泊，并视疫情轻重决定其停泊期限，所有人货未经批准均不得上岸，外来人员均不得登船；将病人安置到指定地点，并对船只、货物进行熏洗；船舶引水人不得擅自离船，须听河泊所吩咐，若引水人获知船内有疫情感染者，应将引水船只拖带而行，不得旁靠该船左右；若华人违章，应送地方官查办，洋人则送交领事等。后来，总税务司署下令将上海检疫章程推到其他港口，先后有厦门关、潮海关、滨江关（哈尔滨）、安东关、牛庄关、津海关、胶海关、东海关、浙海关、闽海关、粤海关据此章程办理海港检疫事务。[②]

1874年7月30日，上海海关再次修订章程，经海关监督与领事团商定后，以中、英、法三种文字颁布。该章程具体规定如下：疫港由海关监督及各国领事据情确定；疫港来船均须悬挂黄旗方准进港；船上曾有人染疫，但患者已离船，该船亦可入港；船上曾有人染疫病故，则隔离检疫1—2日；如船上有多人患病，易地停泊，船舶、货物熏洗，隔离检疫期限由医官与该船本国领事商定；引水员不能擅自离船；若违反检疫章程，华人送地方官，

① 严查各国洋船由传染病症海口来沪章程[J].万国公报(上海),1874(312):21-23.

② 姚永超,王晓刚.中国海关史十六讲[M].上海:复旦大学出版社,2014:141.

洋人送领事查办。^①新修订章程的规定更为具体,隔离检疫的期限有所长所短,并赋予领事及医官较大的决定权,这就造成各国领事或医官有可能为了本国商船的利益,出现放纵检疫事务的现象。上海检疫章程成为中国其他港口施检立章的样本,1875年10月,上海再次暴发霍乱大流行,海关税务司发布预防霍乱通告,对原有8条检疫章程进行补充,在1894年又增加了防治鼠疫的条款。^②

厦门开埠以后,厦门成为华南对外移民重要海港,有大量华工往返于暹罗和马来半岛两地与厦门之间。1873年8月21日,厦门紧随上海之后实施海港检疫。厦门关税务司哈喜士以霍乱疫情迫近,急需防疫为由,会商驻厦各领事团,拟订《厦门口岸保护传染疫症章程》3条:规定凡来自新加坡、曼谷及其他霍乱疫区的所有船只,须在海关指定地点下锚,在海关医生检查前不得移动;上述船只未经海关发给卫生准单,禁止移动泊位、上下旅客;违章者一律由该口领事根据法律条款给予处罚。^③海关医官万巴德·曼逊被选聘为检疫医官,禁止疫船驶入,防止新加坡、暹罗等南洋诸国流行的霍乱传入,保护侨民健康和各航商的利益。当华人到达菲律宾后也同样经历检疫,可见,检疫已成为各海港的通行惯例。

1882年8月,菲律宾多个港口发生霍乱流行,厦门对菲律宾来船施行检疫,再次修订了检疫章程。1882年,检疫章程由3条改为7条,而后9月6日颁布《厦门口岸保护传染瘟疫天花等症暂行章程》5条,9月9日颁布《厦门港口卫生暂行条例》10条,这些检疫章程的主要内容:疫港的宣布撤销由兴泉道、海关与各国领事商议;疫港来船在抵港时,给以检疫章程一份,悬挂黄旗,港外停泊等候查验,海关派人在船旁看守,所有人员货物不得上下;船方应出示对方港口卫生准单,船上如无人患病,应自开航日算起停泊4日,船上如有人患病应易地停泊检疫10日,后改为3日,并作卫生处理;医生查验后应将结果报告海关及该国领事;违章华人送地方官,外人送所属

① 郝刚.中国卫生检疫法制史略(1873—1949)[J].中国国境卫生检疫杂志,1993(6):380-381.

② 上海出入境检验检疫局.中国卫生检疫发展史[M].上海:上海古籍出版社,2013:12.

③《中国海关通志》编纂委员会.中国海关通志:第二分册[M].北京:方志出版社,2012:1104.

领事查办。①厦门海关采取一些检疫措施，选定大担岛的保宁寺为留验所，配有简易木棚和草席卧具，清政府也以布告等形式进行检疫宣传，但是由于经济、技术、制度等条件的限制，虽然暂时遏制住了厦门港的霍乱流行，但是没能阻挡广州鼠疫的传入。

香港、汕头、吴淞、南宁、汉口等港口均采取了检疫措施。1882年8月22日，香港对来自马尼拉的轮船实施检疫，并被海港检疫医官拒绝入港。光绪九年六月（1883年7月），潮海关首次颁布《外籍船舶暂行防疫章程》，并在港口设检疫所以防疫情传播。光绪十五年（1889年），江海关在远离吴淞口外长江中的崇宝沙（今浦东与长兴岛之间，现已沉没江中）设置检疫隔离设施，对进出港船舶及人员进行检疫。②广西南宁重视街道卫生，有专人负责管理和打扫，"惟各街灯油以及涤除粪土，悉归各街长经理"，街上粪草"清晨涤除打扫干净""盖除污秽可免疫气"。③

汉口虽地处内陆，但通过长江与各海港有着密切联系，也时常会受到疫病的侵袭，加强港口检疫必不可少。汉口当局仿照西方防疫条例，实施消毒和隔离检疫等措施。如下所述：

> 时届立秋，天气酷热，稍不留意，每致疾病缠身。日前，华利轮船抵汉口时，关上西人查得船中死有中西人各一，深恐疫气易于传染，遂照西人规例，不准停泊埠头，后经西医验明，并非瘟疫，随喷以花露，令船照常停泊，以便装卸货物。④

由此可见，列强为维护其商贸利益和侨民安全，海关税务司对染疫口岸采取了检疫措施。江海关监督认为，检疫属于地方当局事务，应由地方当局指派医官办理检疫，不过因列强享有的治外法权，对各国船货旅客实施检疫还须各国领事的同意，最后清政府不得不委任海关医官办理海港检疫事务。⑤故而，海港检疫主权为列强所掌握，清政府只是形式上进行监督和

① 上海出入境检验检疫局.中国卫生检疫发展史[M].上海:上海古籍出版社,2013:13.

② 《中国海关通志》编纂委员会.中国海关通志:第二分册[M].北京:方志出版社,2012:1104.

③ 郑观应.创设南宁府巡警兼设街灯[M]//夏东元.郑观应集:下册.上海:上海人民出版社,1988:375.

④ 西人防疫[N].申报,1890-08-11(3).

⑤ 顾金祥.我国海港检疫史略[J].国境卫生检疫,1983(S1):6.

管理。

随着细菌学说在中国的进一步传播，许多先进的中国人士逐步接受现代细菌学理论和免疫防治方法。1894年的香港、广州鼠疫是细菌学说在中国的第一次实践。日本细菌学说和传染病研究的奠基者北里柴三郎，师从科赫，参与了这次鼠疫研究。巴斯德的学生耶尔森首次发现了鼠疫杆菌（亦称为"耶尔森菌"）是致病菌，为鼠疫防治提供了有效线索。1910年冬东三省暴发鼠疫后，由伍连德领导防疫工作，他深入傅家甸疫区，进行尸体解剖，发现大量鼠疫杆菌，并将此次疫病确定为肺鼠疫，他成为第一位利用西方细菌学说鉴定疫病和防疫的中国医生。

安东、营口是山东民工赴俄务工的必经之路。春季是疾病高发期，山东烟台、龙口等地发现疫症。山东民工出关赴俄从事路矿工作的占十之八九，然而当时俄国已经严禁华工入境，这些人远道而来却无谋生之路，转而流离失所，而且出入疫区更为危险。于是，兴凤道①赵臣翼"以时值春融，航路亟宜断绝，以免疫气传染"为由，要求山东巡抚严禁沿海船只往北行驶，为的是正本清源。②外务部也连续电告，严禁直隶、山东两省的民船装运民工前来。

为了防疫大局和营业生计两无妨害，又无力耗费巨资处处设所检疫，开冻后，由天津、烟台等处来船极多，若水上防疫将轮帆各船一概拒绝，大连口岸装载如故，将营业驱迫，安东作为东边各州县出入要口，应该建立隔离所并添置设备，才能让登岸人员照章留验。③1911年2月28日，兴凤道赵臣翼与税务司拟定安东港《水上防疫法》：一、安东自东沟迄沙河沿途都可以进港，现拟定大东沟为防疫地点，轮船、帆船在口外停泊，由海关派人验明自离港日起扣足7日无疫的船只可以进港，在大东沟设立隔离所医院及疑似病院，以备轮船、帆船客商治疗及隔离之需；二、帆船出发无固定日期，各

---

① 兴凤道，光绪三年（1877年）置东边道，驻凤凰厅，领凤凰厅、兴京府；光绪二十八年（1902年）增领海龙府；光绪三十二年（1906年）移驻安东县，同年增领庄河厅；光绪三十四年（1908年）增领长白府；宣统元年（1909年）更名兴凤道，长白府、海龙府、兴京府临江、辑安、通化三县另属。文中的兴凤道为该地道员官衔的简称。

② 奉天省防疫总局.东三省疫事报告书:第二编[R].上海:上海图书馆,1911:58.

③ 奉天省防疫总局.东三省疫事报告书:第二编[R].上海:上海图书馆,1911:59.

州县商会或自治会在帆船出发之日发给凭证，如果行程超过7日，在东沟验明无疫即可放行，否则无论健康与否，均扣验7日，以免含混。①1911年3月4日，兴凤道赵臣翼与税务司、日本领事商订《中日合办水上防疫规则》：一、鸭绿江检查出入船只归清国、朝鲜海关担任；二、疫区来船应在多狮岛及大东沟口外停泊待验；三、以上船只从其离港之日算起共7日在口外停留然后消毒；四、已经隔离消毒的船只由两国检疫官发给放行执照；五、验看放行执照在龙岩浦及三道浪执行；六、大东沟检疫归该地税务司监督，多狮岛归新义州海关长监督；七、所有办事人员及医生由两国监督派遣；八、巡逻海路须乘坐小轮船；九、消毒船所用人员及费用，事后互相负担（此条后经与兴凤道电请自办取消）；十、有发现疫病的船只停留中流；十一、禁止进口之货以堪为疫病媒介者为限细目临时协议。②

　　东北鼠疫的成功控制使清政府认识到学习国外防疫经验的重要性。1911年4月3日至28日（宣统三年三月初五至三十日），由清政府主办的万国鼠疫研究会议在奉天召开，有12国代表共34人参加。这次会议确定了许多国际通行的防疫准则，为此后加强国际防疫合作奠定了基础，有利于提高中国在卫生领域的国际地位，有利于促进中国近代卫生防疫事业的发展。万国鼠疫研究会议是由清政府主办的中国近代史上第一次国际学术会议，它的成功举办使我国医生的声誉得到了提高。③此次会议会期一个月，按照当时的国际会议惯例，一般只用英、法、德三种语言，然而此次为尊重我国特增用中文。伍连德出席了这次会议，并被大会推举为主席。根据1911年4月万国鼠疫研究会的建议，在哈尔滨建立了东三省北境防疫事务总处，简称"东北防疫处"。这是我国第一个自主的防疫机构，使我国的卫生防疫事业迈开了新的步伐，标志着中国政府正式引入西方海港检疫机制。

（二）清末东北检疫

　　以往营口海港解冻后，天津、烟台、龙口、秦皇岛、大连等处的民工将

　　① 奉天省防疫总局.东三省疫事报告书:第二编[R].上海:上海图书馆,1911:59.
　　② 奉天省防疫总局.东三省疫事报告书:第二编[R].上海:上海图书馆,1911:60.
　　③ 张剑光.三千年疫情[M].南昌:江西高校出版社,1998:574.

赴营口及营口以北谋求生计。天津、龙口、烟台三处的民工在开河两个月之内，来营口当小工的有一万两千余人，经由营口往北做小工的有九万四千余人。①东北鼠疫发生之后，清政府加强了东北各口岸的检疫，设立检疫机构，制定检疫规章。清政府专门设立东三省北境防疫事务总处，负责管理东北海港检疫事务，设立了安东、营口等海港检疫机构。

1.营口海港检疫

春季是传染病高发期，山东烟台、龙口等地发现疫症。山东民工出关赴俄从事路矿工作的占十之八九，然而当时俄国严禁华工入境，这些人远道而来却无谋生之路，转而流离失所，而且出入疫区，生命更为危险。于是，兴凤道②赵臣翼"以时值春融，航路亟宜断绝，以免疫气传染"，要求山东巡抚严禁沿海船只往北行驶，为的是正本清源。③外务部也连续电告，严禁直隶、山东两省的民船装运民工前来。1911年2月17日，锦新营口道④周长龄认为，平均每日一千七百余名民工来到营口，如果按章隔离七日再准登岸，则要收容一万两千人，实在难以操办；如果将其留船查验，又担心民心不服而引起骚乱，似乎只有择地建设能够容纳一万两千人的隔离所及病院，才能解决隔离查验的问题。然而，上级回复：凡是由帆船装运而来的山东民工一律禁止登岸。由于港口开冻在即，急需民工从事运输、扛载、驳卸等工作。由于各地疫情不同，大沽无疫，而山东烟台等地有疫，难以辨认民工的来处和去处，不利于控制疫情。2月26日，周长龄认为："营口开冻后，照常贸易应运输扛载之用，须由烟台、龙口轮船来万人，应河岸驳卸之用，须由大沽火车来二三千人"，"人命较商务为重"，"拟将烟、龙轮来苦工暂行禁止"，

---

① 奉天省防疫总局.东三省疫事报告书:第二编[R].上海:上海图书馆,1911:64.

② 兴凤道,光绪三年(1877年)置东边道,驻凤凰厅,领凤凰厅、兴京府;光绪二十八年(1902年)增领海龙府;光绪三十二年(1906年)移驻安东县,同年增领庄河厅;光绪三十四年(1908年)增领长白府;宣统元年(1909年)更名兴凤道,长白府、海龙府、兴京府临江、辑安、通化三县另属。文中兴凤道为该地道员官衔简称。

③ 奉天省防疫总局.东三省疫事报告书:第二编[R].上海:上海图书馆,1911:58.

④ 同治五年(1866年)置奉锦山海关道,寄治直隶省临榆县,领奉天府金州厅、岫岩州、复州、海城县、盖平县及锦州府,加按察使衔;宣统元年(1909年)增领营口厅、新民府,更名锦新营口道,移驻营口厅。文中锦新营口道为该地道员官衔的简称。

"该埠如需工甚急，应定为车来者隔离留验七日后方准进街，船来者隔离留验七日方准登岸"，应该迅速择地建筑大隔离所及病院，"俟设备完全，即烟、龙轮载小工亦可一律办理"。①

3月8日，随着港口开冻日期将近，更加难以一律禁止帆船入港。沿线海岸长达数百里，可以登岸的地方很多，即使选择要地派遣医官检疫，派遣轮船穿梭巡逻，也未必能取得实效。如果地方医官不齐、设备不全，防疫必有名无实，内地不防，商埠也难以保全。于是，锦新营口道议定营口内地各海口分关所检疫办法："锦县天桥厂、马蹄沟两处宁远界常山寺、钓鱼台两处，四口地均毗连，每年进口船只以天桥厂为最多，余口各仅十只，各口距天桥厂至远约五十里；盖州界西河、熊岳二处复州界娘娘宫、松木岛、煤窑三处，五口地均毗连，每年进口船只以娘娘宫为最多，余口各仅三十四只，各口距娘娘宫至远三四十里。以上两路九口，统行禁止不可，统设检验亦不易，只有以来船多少、税口大小、距道路远近，酌定检疫地点，锦、宁一路拟以天桥厂为检验地，盖、复一路拟以娘娘宫为检验地，其余各口一律禁止，各口船只多来自烟、津，尽运货物无搭，各每船舵工十人至二十人不等，拟两路各派一医一司前往办理，即以原船留验兵警由地方拨助，夫役就地雇用。"②

码头用工紧张，许多工头已聚集码头招集工人。3月9日，锦新营口道采取了变通办法，为满足招集三千驳工的需求，派医官随车检验，车分三次运进。3月11日，经防疫总局与防疫会会议议定驳工进口办法："应先期由该道派西医往大沽考查是否确系无疫地点，三千人是否均无疫病，再准北来进口时，仍应如何分别检验，以免营埠波及。"③3月16日，天津防疫总医官屈道与路局医官一起考查，确认驳工无疫病后准予上车，每批专车载八百名，再由西医达利随车检验，确认无疫后才能进埠。19日，锦新道议定营口检疫办法，定天津、大沽、烟台、登州、龙口、秦皇岛为有疫港，不分疑似港，检疫办法如下："来船装客及苦工均在本关指定检验界内停泊候验，

① 奉天省防疫总局.东三省疫事报告书:第二编[R].上海:上海图书馆,1911:65-66.

② 奉天省防疫总局.东三省疫事报告书:第二编[R].上海:上海图书馆,1911:66-67.

③ 奉天省防疫总局.东三省疫事报告书:第二编[R].上海:上海图书馆,1911:67.

船客及苦工收入留验所留验七日，船货消毒放行，船上人等不许登岸，听医官随时上船检验；留验所未设备以前，各船暂不装客及苦工；来客经该港检疫、西医诊验七日，持有健康证照，免其留验，仍检验无疫始放；来船装货不装客，免留验，仍检验消毒始放行，船上人等不许登岸，听医官随时上船检验，至无疫港来船照常直进。此项议案系照营关向章加严定议，安、营情形不同，故难仿办。"①

大东沟港即将解冻，安东税务司急需渔业保护船等大小轮船，用于水上防疫、检验、稽查。3月6日，海参崴、哈尔滨等口开放，官员无凭证者不准进入，下等社会工人如果没有医官执照，一律不准进入。3月13日，兴凤道与安东税务司议定：山东的烟台、龙口为有疫口岸，来船由离港日起在大江口外停泊7日，查验消毒后给照放行；天津、秦皇岛、营口、大连等处为疑似口岸，来船检验消毒亦即放行，如载有苦力，须在离港原口隔离5日发给消毒凭证，无原口消毒凭证者照有疫口岸办法，须隔离7日。

如果沿海各口岸轮船、帆船随处可进，不便于管理，应指定地点，以便于检疫。营口当局指定娘娘宫、天桥厂、庄河、大孤山、青堆子、黄土坎为帆船进口地点，非指定之地，一概禁止进口。当局还派遣医官在进口地点实施检疫。大孤山往年进口船只较多，该处进口人员须在大东沟检疫后，再赴孤山装卸。4月11日，营口当局拟订的《北京、天津、保定、沟帮子、奉天、营口各防疫医员会议海上检疫办法》规定：一、凡由直隶、大连搭坐轮船或帆船前往口岸者，准其进口，惟须经医官检验，此款以两星期为限，限满停止；二、凡由山东出口轮船、帆船之来口岸者，俟经山东巡抚正式声明该省疫气全行消灭一星期始准一律进口，不加限制；三、现订定候验日期改为5日，此5日期限连在船行程日期计算，其自山东搭轮前来小工，即照此办理。②

2.安东海港检疫

为了防疫大局和营业生计两无妨害，又无力耗费巨资处处设所检疫，开

---

① 奉天省防疫总局.东三省疫事报告书：第二编[R].上海：上海图书馆，1911：68—69.
② 奉天省防疫总局.东三省疫事报告书：第二编[R].上海：上海图书馆，1911：62.

冻后，由天津、烟台等处来船极多，若水上防疫将轮帆各船一概拒绝，大连口岸装载如故，将营业驱迫，安东作为东边各州县出入要口，应该建立隔离所并添置设备，才能让登岸人员照章留验。[1]

1911年2月28日，兴凤道赵臣翼与税务司拟定安东港《水上防疫法》："一、安东自东沟迄沙河沿途都可以进港，现拟定大东沟为防疫地点，轮船、帆船在口外停泊，由海关派人验明自离港日起扣足7日无疫的船只可以进港，在大东沟设立隔离所医院及疑似病院，以备轮船、帆船客商治疗及隔离之需；二、帆船出发无固定日期，各州县商会或自治会在帆船出发之日发给凭证，如果行程超过7日以上，在东沟验明无疫即可放行，否则无论健康与否，均扣验7日，以免含混。"[2]

1911年3月4日，赵臣翼与税务司、日本领事商订《中日合办水上防疫规则》："一、鸭绿江检查出入船只归清国、朝鲜海关担任；二、疫区来船应在多狮岛及大东沟口外停泊待验；三、以上船只从其离港之日算起共7日在口外停留然后消毒；四、已经隔离消毒的船只由两国检疫官发给放行执照；五、验看放行执照在龙岩浦及三道浪执行；六、大东沟检疫归该地税务司监督，多狮岛归新义州海关长监督；七、所有办事人员及医生由两国监督派遣；八、巡逻海路须乘坐小轮船；九、消毒船所用人员及费用，事后互相负担（此条后经兴凤道电请自办取消）；十、有发现疫病的船只停留中流；十一、禁止进口之货以堪为疫病媒介者为限细目临时协议。"[3]

大东沟港即将解冻，安东税务司急需渔业保护船等大小轮船，用于水上防疫、检验、稽查。3月6日，海参崴、哈尔滨等口开放，官员无凭证者不准进入，社会工人如果没有医官执照，一律不准进入。3月13日，兴凤道与安东税务司议定：山东的烟台、龙口为有疫口岸，来船由离港日起在大江口外停泊7日，查验消毒后给照放行；天津、秦皇岛、营口、大连等处为疑似口岸，来船检验消毒亦即放行，如载有苦力，须在离港原口隔离5日发给消毒凭证，无原口凭证者照有疫口岸办法，须隔离7日。

万国鼠疫会议之后，清政府分别在哈尔滨、牛庄、安东等8处设防疫医院及检疫处。伍连德向东三省总督赵尔巽转达了会议决议和清朝外务部的意见，赵尔巽即表赞同，拨出奉大库银14万两用作防疫医院的开办费用。赵尔巽还从东三省税入项下拨给哈尔滨医院银5万两，满洲里医院银4万两，齐齐哈尔医院银3万两，拉哈苏苏医院银2万两。防疫经费由总税务司额古兰指定，每年拨银6万两。初始，北京公使团并不赞同此项经费，后因颜惠庆将防疫处移归外交部管辖，以及哈尔滨税务司屈臣竭力主张，几经周折，最终促成各防疫医院的建立。

原有哈尔滨防疫医院在东北防疫中成绩斐然，总计收容1962名患者，虽然大多数患者入院时已病情危急，但其中死亡仅有275名，死亡率约为14.01%。[①]但是，它已难以满足新的防疫需要。吉林巡抚陈昭常同意划拨120亩（实为187亩）土地另外兴建哈尔滨滨江医院，该土地位于新城区和傅家甸之间，紧靠东清铁路，地处如今滨江站附近的保障街一带。1911年7—8月，伍连德率中俄联合考察队到中国满洲里和俄国境内考察鼠疫流行情况。在此期间，呈文已经获清政府同意。伍连德随即动手筹建，首先在哈尔滨海关大楼借用一间房作为临时筹建处，伍连德与助手陈祀邦等人开始组建防疫医院。不久，因为在此办公与海关相互打扰，乃另租一处房屋。1911年9月，开始动工兴建哈尔滨滨江医院。1912年夏，滨江医院建成，乃迁入滨江医院（即如今的道外区保障街140号）办公。满洲里医院由总督赵尔巽于1911年拨银4万两，于1912年春奠基兴筑，后因沙俄煽动蒙民革命，建筑材料被焚毁，搁置多年。[②]

①伍连德.东北防疫处之沿革[R]//伍连德,伍长耀.海港检疫管理处报告书:第三册.上海:上海图书馆,1933:14.

②伍连德.东北防疫处之沿革[R]//伍连德,伍长耀.海港检疫管理处报告书:第三册.上海:上海图书馆,1933:12-13.

（三）其他地区的海港检疫

1.上海

1873年8月，据报告称曼谷和新加坡均已发现霍乱，工部局应各国驻沪领事的要求采取了多项防疫措施。首先，清洗租界居住区的沟渠。其次，要求上海道台扩大检疫范围，对疫区船只实施严格检疫，一切外来船只停泊于港口下游线1英里外的滞留地，在确认无疫后才能进港。[①]

1910年10月，上海租界发生鼠疫，工部局随即对染疫街区房屋、病患以及接触者等实行强制性检疫、防疫措施。针对华人的单方面强制性卫生检疫，带有明显的偏见，负责检疫的都是外国职员，不懂汉语，不了解华人社会的风俗习惯，不论男女，不论是否确诊疫症，凡是疑有患病者都被强行隔离和消毒，引起了社会恐慌和骚乱。华人上层社会和华人组织纷纷要求暂停外人单方面的查验，上海道台刘燕翼致函英国驻沪总领事，声称：租界是中国领土的一部分，租界华人是中国国民，华人的生活习惯和心理与西人不同，近代西方的检疫、防疫措施不适用于华人，强行检疫、防疫会造成华人无法安居乐业和社会骚乱，上海贸易也将受到严重影响。[②]上海地方行政和上层华人对民众进行安抚，防止华界出现类似的骚乱。与此同时，在沪绅商提出了华人对鼠疫进行自主检疫、防疫的要求，时任中国红十字会会长沈敦和商董邵琴涛、苏葆笙前往疫区查看居民，并承诺：争取工部局不再来打扰，华人自设医院，将由华医检疫和治病。[③]1910年11月17日下午5时，中西商董召开特别委员会，上海商务总会总协理周金箴、邵琴涛，甬帮董事虞洽卿、沈仲礼，粤帮董事唐露垣、钟紫垣，洋货帮董事苏宝森、王西星等参会，商议防疫检疫事宜，议决如下：（1）中国人自设医院；（2）华人有无疫症由华人自行调查；（3）调查之区以北河南路苏州路西藏路海宁路及新衙门前为限，其余各处毋庸调查；（4）工部局不再开华洋大会议；（5）既有

① 马长林，黎霞，石磊.上海公共租界城市管理研究[M].上海：中西书局，2011：88.

② 胡成.医疗、卫生与世界之中国（1820—1937）[M].北京：科学出版社，2013：206.

③ 胡成.医疗、卫生与世界之中国（1820—1937）[M].北京：科学出版社，2013：207.

患疫身死之人，仍听家属自由殡葬，工部局不予检视，亦不指示方法。①

上海华洋董事会代表于英美工部局商议防疫事项如下：一、所有规例专指鼠疫一病而言。二、调查患该核疫者在传染之地，须由自设中国医院所派华医执有西国文凭者办理，另有女医帮同调查，所有调查地段仅施于南至苏州路滨，东至北河南路，北至海宁路，其余各处本无疫气，皆不调查，期限以一个月内，如鼠疫已清，即行停止。三、调查以后如果确系鼠疫，应即送入界外，中国按妥善新法办理之，自设医院医治，万一不幸不救，一切棺殓等事，悉照中国风俗办理。四、清查老鼠一节须由居户及卫生处办理，其法包括：甲，多蓄猫捕鼠；乙，多用捕鼠器具；丙，所有鼠穴应一律封塞；丁，多用辟疫臭水。此事系俯顺舆情消除一切疑惑，一切人等遵照勿违，切切特示。②工部局的让步并非是对中国主权和华人权益的尊重，而是担心如果事态持续恶化会对其在华商业活动造成破坏。

2.烟台

1911年3月11日，山东巡抚请示：山东人赴奉已由烟台留验七日发给执照，营口免再留验七日。15日，锦新营口道觉得，烟台办法似未尽善，营口是无疫口岸，不能照烟台办法办理，并饬津、沪两关核准："缘东省于出口留验一节恐难办到，不如于进口时从严取缔，至他处无疫口岸及疑似口岸来船，亦宜分别酌定办法。查安东系于大东沟检验议定，烟台、龙口为有疫口岸，来船由离港日起在大江口外停泊七日，查验消毒后给照放行，天津、秦皇岛、营口、大连等处为疑似口岸，来船检验消毒亦即放行，如载有苦力，须在离港原口隔离五日发给消毒凭证，无原口凭证者照有疫口岸办法，仍须隔离七日，营埠自应仿照办理，以免事出两歧。"19日，锦新营口道议定营口检疫办法，定天津、大沽、烟台、登州、龙口、秦皇岛为有疫港，不分疑似港，检疫办法如下：来船装客及苦工均在本关指定检验界内停泊候验，船客及苦工收入留验所留验七日，船货消毒放行，船上人等不许登岸，听医官随时上船检验；留验所未设备以前，各船暂不装客及苦工；来客经该

---

① 检疫事宜已由中西商量董议决[J].大同报(上海)，1910，14(15)：31.
② 工部局宣示防疫办法[N].申报，1910-11-21(18).

港检疫、西医诊验七日，持有健康证照，免其留验，仍检验无疫始放；来船装货不装客免留验，仍检验消毒始放行，船上人等不许登岸，听医官随时上船检验，至无疫港来船照常直进。此项议案系照营关向章加严定议，安、营情形不同，故难仿办。①

据山东巡抚所知，营口留验所尚未竣工，山东民工只能等候指示才能前往。而奉天省各关留验专保本口，没有顾及出口，所以对由奉天来山东的人员，一概不进行留验检查，也没有持有执照，任其自由，情况堪虞。2月16日，山东巡抚再饬营口、安东、大连各关："烟疫确见消减，留验放行后决不致贻累邻省，当以烟台疫气虽云渐消，终未净绝。奉省疫起以来，全力防救，始获微效，若烟台帆船骤兴，弛禁不加留验，深恐一处疏失百备具废。"②奉省口岸过多，只能指定营口的大东沟、锦州的天桥厂、复州的娘娘宫、庄河厅的庄河、孤山、青堆子、凤凰厅的黄土坎为进口处，"烟台来船检验后由西医发给执照，自离港之日起扣足七日验明无病准其登岸，非指定之地应不准进口"，"无西医处所之来船，由地方官或关卡给予印单载明出口月日以凭查验，于防疫、营业两无窒碍"。③

1911年3月31日，山东巡抚电告：胶州、德州、烟台三处已添设留验所，每处可容纳两三千人，烟台可容纳五千人，专门负责出关留验，小工经检验无病后给照放行，照内用洋医签字以昭凭信。安东海关税务司认为，"小工出口留验麋聚甚险"，按照检疫章程，如果一人有病，所有同行人员须直接扣留查验，恐无出口之期，难免会造成事端，如果从烟台等有疫地方出口的小工，未经留验，由医员给予无病执照，奉省难准其通融进口，非故寸畛域之见，缘奉省疫染幸而克期扑灭，安东、营口两商埠幸未波及，然已焦头烂额，财力亦万分不支，若来自有疫地方者再准进口，万一再有疫染，地方糜烂将不可收拾，为小工计为商业计，非各口自行留验，不能保公安。安东港为了减轻检疫压力和财力负担，要求烟台等港做好小工出口疫病留验工作，而不是未经留验直接由医官发给无疫凭证后放行。

① 奉天省防疫总局.东三省疫事报告书:第二编[R].上海:上海图书馆,1911:68-69.

② 奉天省防疫总局.东三省疫事报告书:第二编[R].上海:上海图书馆,1911:69.

③ 奉天省防疫总局.东三省疫事报告书:第二编[R].上海:上海图书馆,1911:69.

1911年4月以后，除山东烟台以外，疫症已基本消退。4月13日，外务部呼吁对来自不同港口的船只采取不同的检疫措施，来自山东烟台的船客，如果没有隔离5日或7日之证明书，不准放行；旅顺、大连租界已无疫症，人民均属健康，没必要再施行隔离检疫了，不再发给证明书，凡来自旅顺、大连、营口及其他诸港的船客仅需要进行检疫，不再进行隔离。为了避免有疫港口和无疫港口的船只混杂，有碍防疫，拟定变通办法三条："营口、天津、秦皇岛、大连、旅顺现均作为无疫口岸，惟山东烟台各口疫尚未消，不在此列，应仍照旧章办理；以上各无疫口岸开至本埠轮帆等船，均由该税关发给全船健康证书，注明船员及搭客人数，声明均系本岸客人，并无过船之客到埠，后由检疫医员查验相符，立即查验放行，如无证书之船，仍照旧章办理；安东本系无疫口岸，各该口亦应将本埠开往之船，改照现章办理，以昭公允，如各口不肯承认，本埠亦碍难改章，应俟各口复到是否承认，候示遵行。"①等到烟台疫症消灭之后，才能停止实施检疫条例，使商民免受隔离之苦，以便利交通。

由于鱼汛期将至，检验从烟台往来的渔船，须调用渔业保护局兵轮，海口帆船检疫所一并归渔业局兼办，由渔业局选定烟台来船必经之处，派兵驻守，以便拦截检验，经检验后无疫者给照放行。4月19日，在西河套、鲅鱼圈、望海寨设立留验所，凡是来自烟台的船只需留验五日，方准放行，参照以下十五条办法执行：

第一条，因山东烟台地方疫气尚未扑灭，难保不由水路流播他处，应在各该海口择要设检疫所，查验渔船，以防传染。

第二条，应在西河套、鲅鱼圈、望海寨三处海口以外指定地点作为待验所。

第三条，应设大小轮两三艘，以备每日按指定时刻送医官前往待验所查验船上之人。

第四条，所有由烟台地方来之渔船，须先泊在待验所，俟医官查验五日，如确无疫病症者，即发给凭照，始准放行泊岸，该凭照俟船离岸他往时，即交还泊船处司事送检疫所缴销，其非由烟台来者，概予免验。

① 奉天省防疫总局.东三省疫事报告书:第二编[R].上海:上海图书馆,1911:63.

第五条，检验之时刻每日一次。

第六条，渔船泊岸应指定一处，以便派医查验有无疫病发生。

第七条，渔船泊岸时，管理泊船处司书、警兵等须询明有无检疫所凭照，如无凭照，不准船上之人登岸，并令其离开，即赴待验所听候查验。

第八条，渔船泊岸时，未经验明有无凭照之前，所有岸上之人不得下船。

第九条，沿边一带向有渔船泊岸之处，应派警兵轮流稽查，以防偷越。

第十条，应设临时病院一处收容染疫者，该病院拟在检验所外另觅房屋设立。

第十一条，应设隔离所一处收容与染疫者同船居住之人，该处所拟另觅房屋设立，或附设在检验所内，惟必须分立门户，隔离院壁，方为合宜。

第十二条，如在船上验有染疫者，除立将该病者送至病院，其同船之人送隔离所外，即将该船并所载各件照章消毒，过七日始准放行。

第十三条，检验所员司、夫役、军营等名数临时酌定。

第十四条，检验所内设医官、员司、办公处、宿舍暨厨房等室。

第十五条，检验所、病院、隔离所暨泊船处均应警兵守望。①

3.其他海港检疫

1874年7月20日，厦门海关得知来自曼谷的德籍"Brami"船上有人死于霍乱，便下令采取紧急措施，后经厦门海关税务司与各国领事商定，进一步完善海港检疫章程，增加所有疫船在靠港时均须悬挂黄色信号旗等内容。②"兹闻小吕宋当道张示晓谕，谓凡有船艘由香港、厦门驶至者，须遵例在海外停泊逗留十日，由本处遣发医生前往验明，如果无时症之人方准进泊。"③

南京为防止东北鼠疫传入，严查入港船舶。"自北省鼠疫发现，南省各交通口岸间因之传染，南省官场以宁垣为五方杂处之地，自汉口以至上海来往客商之集于此者实繁，有徒恐不免有此项疫症之发现，刻拟筹集款项，即

① 奉天省防疫总局.东三省疫事报告书:第二编[R].上海:上海图书馆,1911:71-72.

② 张剑光.三千年疫情[M].南昌:江西高校出版社,1998:577.

③ 西人防疫[J].益闻录,1885(479):335.

在下关商埠设一防疫公所，检验汉口、上海来宁客商有无沾染疫疾。"①

宁波采取了防疫措施，规定凡有大连湾等处轮船、帆船进口现须查验，在镇海设立检疫所，凡北来之船务须报验，一有受疫之人，即入所医治。②

第三节 晚清海港检疫机制的分析及评价

近代中国的海港检疫始自1873年的上海和厦门，当时各地检疫事务分别隶属于不同的海关，又因中国主权沦丧，列强在中国实行分而治之的策略，划分势力范围，长期控制海关，造成各地海港检疫各自为政，政令不一，检疫规定各有不同。

一、晚清海港检疫机制的特点

1911年4月3日至4月28日，11个国家派专家参加的"万国鼠疫研究会"在奉天召开，组织扑灭了东北大鼠疫的东三省防疫总医官伍连德博士担任会议主席。与会中外专家建议清朝政府在东三省设立永久性防疫机构，以防止瘟疫重来。

1911年5月20日，伍连德和哈尔滨海关监督汉斯·华特森共商在海关大楼创办防疫机构事宜。海关大楼位于哈尔滨火车站对面，即如今红军街的北苑商场大楼。当时该西洋建筑既为海关公署，又为海关监督的官邸。伍连德希望防疫机构的常年经费从海关税收中拨付。华特森及其密友、在北京的中国海关总税务司安格联均对此持合作态度。伍连德和华特森在海关大楼内的华特森办公室工作三天，制订出预算方案。随后会同李家鏊完成了创建防疫机构规划的呈文。此后，伍连德赴北京向清朝外务部呈报，再由外务部向清政府呈递。伍连德走访了颜福庆博士及驻北京外交使团与海关的人士，向他们介绍了此前"万国鼠疫研究会"的情况及与会中外专家的建议，还有呈文

---

① 南京防疫之近闻[N].大公报,1911-03-09(17).

② 镇海设立验疫所[N].北洋官报,1911:2728(11).

内容，获得了支持。初拟创建防疫机构及多处医院，东三省地方政府筹措开办费用，常年开支在海关税项下拨付，每年7.8万卢布。由于当时中国海关由列强把持，海关关税银用以"还洋债赔款"即庚子赔款，若动用关税银必须经过各国驻北京外交使团的同意。

晚清海港检疫机制具有以下几个特点：

其一，检疫权为列强所操纵，海港检疫的本质是保护外国侨民及侨商的商业利益。

制定检疫章程须获得各国领事的同意，并由海关公布实行；疫港的宣布由海关监督和各国领事共同决定；由检疫医官呈请海关税务司和各国领事核准，对疫港来船施行检疫；违反规定的船只由该船所属国领事处理；检疫医官大多为领事和税务司推荐聘用，即使有少数华人，也只是从事低下职务，无权过问海港检疫管理。上海检疫章程颁布后，其他各海港均参照上海章程，后虽因形势发展需要和经验积累而有所完善，但在检查和隔离等方面的具体规定并无多少改变，仍是规定疫港来船必须经过检疫，检疫后确无染疫方可进港，如若发现染疫或疑似染疫病人，则将病人强制移送隔离医院，船只在指定区域蒸熏消毒，待观察一定时限后，确定未有疫病危险，才能进港。按此规定，海关当局显然获得对旅客身体进行监控和适当处置的权力，这对中国旅客的身体自由产生了一定的影响。[①]因此，此时的海港检疫已然成为列强欺压中国人民的工具。

其二，各海港检疫规章不一致，让人无所适从。

由于海港检疫实际上由海关税务司掌控，中国地方海关监督只是名义上的管理，检疫细则的制定、修改等均由海关负责，然后向当地海关监督报备。由于列强在中国有不同的势力范围，他们通过海关维护其在华利益，海港检疫也必须满足其在华的需要，所以各国要求不同，导致各海港的检疫章程规定也不同。有的海港检疫章程较为简单，有的则纷繁复杂，让人难以适应。在海港检疫的执行过程中，有意偏袒和庇护本国船只，并尽可能提供便利，对列强大可一视同仁，而对华商、华人则肆意刁难，设置障碍。

其三，治外法权和领事裁判权在海港检疫得到延伸。

----

① 余新忠.清代卫生防疫机制及其近代演变[M].北京：北京师范大学出版社，2016：296.

治外法权和领事裁判权破坏了晚清独立的司法主权，是中国沦为半殖民地半封建社会的重要标志。也就是说，外国人在中国犯法，中国政府无权管辖，只能由该国领事裁判。这种不公正在海港检疫章程中也得到体现。1874年的《严查各国洋船由传染病症海口来沪章程》规定：有人违犯以上各章者，华人送地方官查办，洋人送领事查办。[①]此后的厦门、汕头、牛庄等口均有类似规定。1908年清政府制定的《巡警律》就有5条关于身体及卫生的违警罪的规定，还规定了卫生警察的工作职责。[②]这就造成中外违法的处罚迥异，外国人大多受到袒护，减轻甚或不予处罚，而华人若违反卫生检疫规定，则按"饮料水之罪""卫生之罪"等刑律处罚，处以罚金、遣刑、流刑、徒刑甚至死刑，相较之下，中国的刑罚比起外国的行政处罚则要严厉得多，关于外国对在华违法行为的纵容，清政府也只能坐视不管。

其四，清末海港检疫的形成具有相对独立性。

根据当时国人对日本推行检疫过程的描述，日本近代海港检疫的形成与当时东南亚霍乱疫情的蔓延有很大关系，这与中国海港检疫开始施行的背景非常相似，中日两国的检疫制度沿着各自的轨道发展，中间虽有相互影响，但并不改变双方各自发展的独立性。东南亚次大陆各地暴发的霍乱，通过中转或直接传至日本。1879年7月，日本神户因霍乱流行被宣布为传染病港口，外国驻沪领事团应工部局请求，批准对从该港口来上海的船只实施1874年的检疫条例。[③]此后，日本霍乱病患不断增多，明治十五年六月二十三日颁布检疫条例，有疫之处倘有船只行至无病之处，不准立时进口，须俟医生验过，船中果无病人，始准上岸，倘有病人，即将该病人送至医院，调治痊愈，始许将人货搬上，若船中曾经死过人口，则必令该船出口，寄椗数日，俟医生验过，始可入内，如有不遵此条者，必受重罚。[④]时人对日本防疫议论纷纷，褒贬不一："四气不正，蒸为疫疠，稍不谨慎，传染殊易，泰西各国，防之颇严。闻某处有疫，其自该处开来之轮船止泊外关，令医生上

---

① 严查各国洋船由传染病症海口来沪章程[J].万国公报，1874(312)：23.
② 刘荣伦，顾玉潜.中国卫生行政史略[M].广州：广东科技出版社，2007：215.
③ 马长林，黎霞，石磊.上海公共租界城市管理研究[M].上海：中西书局，2011：89.
④ 日人防疫[N].申报，1882-08-01(1).

船逐一验过，然后放入法至密也。近来日本大阪亦有疫，日人防之另出新意，晓示患病之家务须报知巡捕，巡捕房雇人扛送医院，灌以药水。或因此而速死者，即用火葬，而其在生所用物件悉付丙丁，该接不准行人往来，生意停止七天。有老妇旧病复发，巡捕即传夫役将该街两头用绳圈绕，欲把老妇扛去，后为二子固求，乃免。途人不知其故，误入绳中，亦以药水洗濯其身，水味异常臭恶。凡讬字下，固有颂日廷美意者，然滋扰纷纷，已不免怨声载道矣。"①

根据当时国人对日本推行检疫过程的描述，日本近代海港检疫的形成与当时东南亚霍乱疫情的蔓延有很大关系，这与中国海港检疫的开始施行的背景非常相似，中日两国的检疫制度沿着各自的轨道发展，中间虽有交互影响，但并不改变双方各自发展的独立性。

二、晚清引入海港检疫的影响

随着西方卫生检疫制度和卫生观念的引入，中国海港检疫的"现代性"逐步增强。同时海港检疫的逐步确立也对中国社会产生了巨大影响。

第一，促进"近代身体"意识的形成。

当时的海港检疫体现了中国"半殖民地"的社会性质，列强控制海关及海港检疫，中外旅客在海港检疫中享受差别待遇，中国旅客经常受到歧视性待遇，不仅进行强制检疫，还要多方留难。特别是中国移民群体，华侨移民不仅要接受抵达港在检疫项目、标准等方面的苛刻要求，更有甚者，东南亚英美殖民当局在华港直接设立检疫机构，粗暴干涉中国检疫主权，对华侨移民百般刁难。②华人在出港前往往都要进行接种疫苗、全身沐浴、行李物品消毒等卫生检疫措施，进港时又得留船观察、隔离检疫等，人们对此怨声载道。一些有识之士意识到，国人身体受到的侵犯是源于检疫主权的丧失，他们对收回检疫主权的呼声越来越高。郑观应认为，华人备受欺凌，无论官绅妇孺都要分立候验，官绅被视同奴仆，甚至无病而强拉上岸入医院，用硫黄

---

① 马子明.日人防疫(附图)[J].点石斋画报,1886(85):8-9.

② 连心豪.近代海港检疫与东南亚华侨移民[J].华侨华人历史研究,1997(增刊):44-52.

熏蒸其衣服。①他认为，洋人医官的做法是对同族的欺辱，而且还会耽误商务及旅客行程，主张由华医查验华客。

近代以来，民众身体在摆脱人身依附关系的同时，又遭遇身体的"国家化"和现代权利的介入与监控，这是在民族危机之下寻求"强国强种"的必然选择。余新忠先生系统地论述了"近代身体"的形成，他认为，"近代身体"的逐步形成，既有西方科学、卫生和文明等话语霸权的威力，更离不开国家的相关立法和相关职能机构的逐渐增设，显然，与中国民众身体近代化相伴随的，还有官府职能和权力的日渐具体化，以及传统强权借现代权力的引入而植入新的领域。②

第二，检疫官滥用职权，损公肥私，损害华商和民众的利益。

列强控制检疫机关，防止所谓中国疫病输入，运用手中特权限制华侨移民。许多海关外籍医官借助检疫名头，进行敲诈勒索而大发横财的现象时有发生。仅通过移民检疫一项就赚得盆满钵满，从汕头赴南洋的华侨必须经过由海关和外国领事所指定的医官施行种痘，每人收费一元，每年收入三十余万③。此外，海关医官还经常故意刁难，强行接种多种疫苗，甚至反复接种，否则不予售票，以此增加收入。由此可见，外籍医官剥削中国人民的事件时有发生。所有海港检疫所几乎都由海关负责管理，唯独青岛海港检疫事宜归青岛港务局管辖。④另外，有的海关医官虽有临床经验，却不太重视公共卫生防疫，工作态度恶劣，未经仔细分辨，凡是疑似染疫病人一概送往医院隔离，而没有按照科学方法作分别处置。当发生疫情时，外国医官又常常徇私舞弊，对外国人和船只没有严格按照检疫章程实行检疫，往往纵容他们，这就造成海港检疫防御功能失效，未能及时防止疫病的传入和传播，1873年上海霍乱流行，而后1875年又再次流行，便是明证。

第三，海港检疫起到榜样、示范的作用，促进了近代卫生检疫的发展。

上海作为最早开放的城市，近代化起步早、程度高，是中西方交流的重

---

① 郑观应.致南洋商务大臣李督论西医验疫苛待华人书[M]//夏东元.郑观应集:下册.上海:上海人民出版社,1988:857.

② 余新忠.晚清的卫生行政与近代身体的形成——以卫生防疫为中心[J].清史研究,2011(3):48-68.

③ 薛笃弼.国民政府内政部呈(中华民国十七年十月四日)[J].内政公报,1928,1(7):2.

④ 顾金祥.我国海港检疫史略[J].国境卫生检疫,1983(增刊):6-7.

要窗口。当上海开办租界时，西方国家就把公共卫生管理理念搬了过来。1845年的《上海土地章程》便规定：租界内应行公众修补桥梁、修筑街道、添置路灯、添置水龙、种树护路、开沟放水，并禁止堆积污秽，沟渠流出路上。①此时，上海已经开始重视公共卫生清洁。1869年颁布的《上海洋泾浜北首租借章程》又明确规定，禁止随地便溺，增设厕所和小便池，以免"臭气四达，瘟疫丛生"②。为了杜绝霍乱通过水源传播，开凿自来水井，兴建自来水厂。1860年上海开凿了第一口深水井，1873年成立一家私营小型自来水厂，1875年上海建成中国第一个自来水厂，为防止疾病通过不洁食品传播，1898年上海工部局还专设卫生处，负责管理和检查食品卫生。③1898年上海法租界也专门设立卫生所，管理街道清洁和清除粪便的工作。④通商口岸便利了中外交流，但也使中国面临东南亚等地鼠疫、霍乱、天花等传染性疾病传入的威胁。面对东南亚霍乱流行，上海、厦门等地海关先后成立海港检疫所，并分别于1873年和1874年制定海港检疫章程。其主要内容包括悬挂黄旗、港外待检，发现染疫、蒸熏消毒，违反章程、分别法办，而后随着疫情形势的发展，进一步修改检疫章程。⑤古老的中医面对鼠疫、霍乱、天花等烈性传染病的传播已无计可施，采用西方卫生防疫措施，切断各种疫病传播的途径，从而降低疫病传播的风险。有一些海港检疫措施一直沿用到现在，例如感官检查、上船查验、隔离留验、熏洗消毒、接种疫苗、验明发证等，这些防疫措施对防止近代疫病传播起到了积极作用。⑥

三、对晚清海港检疫发展的评价

1873年以后，上海、厦门、汕头等地海港检疫的初步建立，是近代中国

①《上海租界志》编辑委员会.上海租界志[M].上海：上海社会科学院出版社,2001：684.

② 王铁崖.中外旧约章汇编：第1册[M].北京：生活·读书·新知三联书店,1957：304-305.

③ 何小莲.论中国公共卫生事业近代化之滥觞[J].学术月刊,2003(2)：64-65.

④ 谷永清,张海林.试论清末"新政"中的卫生防疫事业——以北洋地区为例[J].理论学刊,2011(6)：99.

⑤ 杨上池.试论我国早期检疫章程的特点[J].中国国境卫生检疫杂志,1990(2)：88.

⑥ 郝刚.中国卫生检疫法制史略(1873—1949)[J].中国国境卫生检疫杂志,1993(6)：381-382.

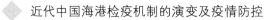

海港检疫的开始。各海港历经多年的防疫实践，积累了一定的经验，卫生防疫技术有所进步，防疫制度也有所改善。事物总有两面性，晚清海港检疫的发展同样是有利有弊。

首先，为防止鼠疫传播，各地均采取了防治措施，但对旅行通商造成了诸多不便。印度、香港等疫港来船受到很多限制，不仅人员、货物和船只需要经历检疫和消毒，若不幸遇到有人染疫就不得不被隔离和扣留，甚至被责令返港。这不仅延长了航运周期，增加了航运成本，甚或为避免不必要的麻烦而停运。例如，法国巴黎规定：凡有船由印度染症之埠来者，货物不许登岸，而由该处而来之人，亦须待细验无疾始许登岸。今已有大商轮三艘，新由印度而到，不许起货，不知此等船将置其货于何所也。①意大利布林迪西港按照万国免疫章程，有移运患疫人员的商船，五日内船不许进口，以防传染。②

防疫检疫本是为了卫生安全和防止疫病传播，但仍有人铤而走险，躲避检疫，或欺瞒检疫医官。据前文《严查各国洋船由传染病症海口来沪章程》所列规定，来自疫港的船只需现行停在吴淞口外指定地点，待医官检疫完，确定无传染病，才被许可进港。若有人染疫，可送至崇宝沙防疫医院治疗。但却发现有人隐瞒实情，藏匿病患。有一由香港到上海的轮船由港驶至中途，有一细崽因疫毙命船中，司事恐被查出，便遂将尸身纳诸水柜中，始得蒙混驶进吴淞，停泊下海浦，旋被江海关验货某西人将尸查获，以其有违定章禀知税务司，勒令驶出口外，船上所有货客一概不准上岸，俟四礼拜后方可进口，是诚沪上居民之大幸也。③

其次，疫情的蔓延引起了人们对医疗设施、医学教育的重视。各地纷纷建立防疫医院，开办中西医学堂，设立中西医课程。如上海官绅在吴淞口建立吴淞防疫华人医院，由华人担任医生，还创办南洋中西医学堂，专授中西医课程。由于飓风挟潮，海水暴涨，漫淹成灾，吴淞北港嘴防疫医院濒临淞口，被浸尤甚，经查正屋及厢房、账房、厨房依然完好，惟熏衣所、成验

① 防疫碍商[J].知新报,1897(6):8.

② 防疫按章[J].经世报,1897(12):26.

③ 防疫宜严[N].申报,1902-04-11(3).

所、停棺所悉被冲塌，幸为时不久，人口无恙，急需修理。①各官绅捐集巨款在吴淞浦，左起建中国防疫医院，院中医生等均系华人，自本年始，凡航海华人抵淞时，染有疫症者，概归该医院医治，医院内近又创办南洋中西医学堂，专授中西医课，暂设学额二十名，定于本月二十日开学。②有的仿效西法，设立保商防疫医院。③有的储备医药器械，以备防疫之用。④

再次，华洋两界都加强了公共卫生治理，有利于改善生活环境。及时打扫街道、沟渠，清理污物，并予以消毒，可以减少疫疠的发生。有的卫生当局派人搜集掩埋死猫死狗⑤；有的沿街设置溺桶，以便行人便溺⑥；有的制备香药或避疫药水遍洒街衢⑦。

最后，强调家庭防疫，有助于形成良好的家庭卫生习惯。其包括个人防疫法和屋宇防避法。个人防疫法主要有洁净、食品、衣服、种疫方面：早晚沐浴，讲究个人卫生清洁。若有受伤流血，要及时进行卫生消毒；要食用易消化食品，饮用干净并烧开的水，贮存食物要密闭透气，食物应煮熟煮开后再食用，不要进食旧菜脚、无壳生果、酸甜果物，避免病从口入；衣物需常晒太阳以消毒驱虫，每日更换衣服，疫区要穿双袜、内裤和裤管可束紧的裤子；及时接种疫苗。屋宇防疫法：设法防止鼠虫进入屋内，清除屋内天花板、楼地板、墙边板等易于鼠虫藏匿的地方，堵塞墙壁、楼板、地板等处鼠洞，让房屋保持通风透气、透光明亮，时常清洁家具、搬动柴炭，沟渠各处要常消毒，及时清理食物垃圾。

① 查勘吴淞防疫医院被水情形[N].申报，1905-09-11(17).

② 吴淞防疫医院开设医学堂[N].申报，1905-03-13(4).

③ 绅商公立防疫院[N].顺天时报，1908-04-30(4).

④ 购颁防疫医器[N].顺天时报，1908-05-19(7).

⑤ 除秽防疫[N].大公报，1906-06-07(5).

⑥ 严防疫气[N].大公报，1906-06-07(5).

⑦ 巡警道清道防疫[N].申报，1908-08-25(10).

第三章　北洋政府时期海港检疫机制的调整

辛亥革命是中国历史上的一次伟大变革，它推翻了清政府的统治，建立了资产阶级民主共和政府。但是，1912年元旦成立的南京临时政府仅存在了3个月，1912年4月，袁世凯窃取资产阶级革命果实，进入了北洋政府时期。北洋政府时期，政局动荡，政令不通。这个时期海关依然控制着海港检疫主权，那么北洋政府调整海港检疫，采取了哪些措施？面对疫情是如何应对的？北洋政府时期海港检疫的制度化和规范化体现在哪些方面？

第一节　北洋政府时期的疫情及其应对

北洋政府时期，全国各地天花、霍乱等疫情时有发生。1912年，广东发生天花流行。卫生司种痘公告，劝告民众及时种痘，以防感染。花疫症传染剧烈之时，种痘实属刻不容缓，卫生司委派种痘师分赴各警区施赠，居民未经种痘，或经种痘多年，及附近有天花痘发现者，急宜种痘，以杜传染①。疫情的发生使人们对防疫的认识逐步提高，由开始时的不解和排斥，逐渐转向接受和学习。防疫的措施和宣传潜移默化地影响国人的卫生习惯和观念，有利于提高中国社会的卫生水平。在此，笔者重点分析霍乱、鼠疫的疫情及其应对，从而说明北洋政府时期防疫机制的发展状况。

---

① 广东卫生司劝告种痘文[J].中西医学报,1912(2):2.

一、霍乱疫情及防控

1912年，上海有霍乱疫症，日本宣布上海为疫埠并施行海港检疫。[①]随后，霍乱传入南京，"延沪宁铁轨，蔓延至宁"，南京下关有一洋人"晨染夕死"，还有一名在马克林医院，病情严重，地方政府担心疫情蔓延，赶紧让巡警局发布防疫布告，派人对过往旅客进行检疫。[②]

当租界内发现有人发生吐泻病症时，工部局便派人检查是否属于霍乱等传染病，倘若发现病例，及时对病者采取隔离措施，并对其住所及物品进行消毒。当时有些病症看似霍乱，其实不是。常常有些病皆因多食不生不熟之外国山芋所致，盖山芋性质异常腻滞，最易发生病症[③]。吐泻并非一定是得了霍乱等症，导致吐泻的因素很多，有可能是饮食不当所致，由此看出，工部局如此大费周章，确实是出于对防疫的重视。也说明，只有及时检查、排查，才能防止疫情扩散和传播。先进的中国人士认识到，防疫甚于防盗，防疫刻不容缓，不可懈怠。租界的疫情防控给华界树立了榜样。

苏州疫气渐盛，一些绅商和有识之士纷纷倡议建立防疫医院，号召各界募捐防疫经费，由警局分发施诊券，有的提议开设宣讲团，告诉民众预防方法以免传染。[④]苏州组织设立防疫医院一所，以救治病人，政府拨款一万元防疫经费，另拟拨款若干作为资助和添设卫生宣讲团及卫生队。[⑤]

报刊是防疫宣传的重要阵地，刊载霍乱防治的相关知识，有利于教化和引导民众。有的地方报刊总结西人防疫办法如下，以供国人防疫参考。

①　内务部为沪地有疫致苏督电[J].协和报,1912,2(50):14.

②　严防疫症(江宁)[J].警务丛报,1912,1(24):22.

③　英界工部局防疫之郑重[J].医学世界,1912(14):6.

④　组织防疫医院(苏州)[J].警务丛报,1912,1(23):24.

⑤　苏州:组织时疫医院[J].医事新闻,1912(15):2.

（一）行政长官防疫法

1.检疫

凡通商海口，宜立一检疫所，检查由传染病流行地而来之船舶。于其上岸之前，检查其船内之搭客，如有患传染或疑似者，即命其人赴附近医院而治疗之。其他物件等，载于是船者，必须一一检查之。其附近居民，有患传染病者，或疑似者，亦如上法，切实检查之。如检查其有传染病后，宜使病者移入避病院，隔离他人之来往，以预防其病之传染及蔓延，即病者已痊，必查其无传染他人之患，始令回家。或某地有传染病，即封锁其地，不许他方之人出入。

2.水之检查

良水供给，为卫生上第一要义，故河水、井水等，均须行细菌学检查，检查其有病源菌与否，如检查其有病原菌，即禁止居民饮用。

3.治疗所

当夏秋之交，疫症繁兴，宜立治疗所。延富于医学之医士，研究治疫疠之方法，或制药水，或合药丸，以备应急之用。

4.污秽地之检查

如茅厕、沟渠、堆积秽物处，细菌每借此等污秽物为营养生活之资料，故宜于茅厕内，以石灰、石灰乳灌而匀拌之，于病毒所污染之地，则以石灰乳或煤灰盖之。混入病毒之堆积尘埃处，则先以石灰末、煤灰末撒布之，而后焚之于沟渠，宜以多量石灰或煤灰投之。

5.鱼肉类之检查

检查其新鲜与否。盖细菌每以腐败肉内为生活，所谓物腐虫生者是也。

（二）个人防疫法

1.居住

（1）家屋庭院，时时洒扫之，绝不可令其积尘。（2）晴朗之日，时开窗以换空气，且使日光透入为佳。（3）室内及床，常使通风以期干燥，若地质湿润，则以干沙、石灰末撒布之。（4）大小便积水等，常使其流出，或投之于地窖中，用石灰及煤灰压之，防蛆虫之发生。（5）居住牛马豚羊之室，及弃置秽物等处，不可设之于住宅及井水之旁。（6）不可于井旁洗肉及衣物等类。

2.饮食

（1）勿酣饮暴食。（2）饮食勿过平日之量。（3）冷水与冰不可饮。（4）鱼贝兽肉之不新鲜者不可食。（5）由腌藏及熏烤所制之食物及油炒物类，均不可食。（6）饮食物宜覆盖之，以防蚊蝇聚集。

3.身体

（1）不可为过剧之劳动。（2）不可过劳其心思。（3）勿触雨湿阴雾。（4）勿露卧于室外。（5）勿赴戏园、寺院及众人群集之所。（6）宜常沐浴，以清洁其身体。（7）铺盖类时时曝以日光，有湿气者不可用。（8）衣服宜时时洗濯之，勿用其有垢腻者。[①]

从以上两种防疫办法中可以看出，地方当局为防止传染病传播，加强了船舶检疫，并对染疫者或疑似患者实施隔离治疗，同时检查饮水、食品、沟渠、厕所等公共卫生，加强消毒杀菌，还积极研制防疫药方，设立治疗所。而个人防疫则应采取以下措施：（1）保持房屋清洁、透光、通风，及时清理污物；（2）勿暴饮暴食，要食用干净、卫生、新鲜的食品；（3）注意身体清洁，应经常沐浴，衣服、被子要清洗并曝晒，防止过度疲劳，不要到戏

① 希廷.防疫要言［J］.秦省警察汇报,1912,1(3):13-17.

园、寺院等人群密集的公共场所。

许多地方报刊，介绍疫情形势，积极宣传防疫知识和方法。例如，上海的报刊有《兴华》《新同德》《东方杂志》《中华医学杂志（上海）》《妇女杂志（上海）》《少年（上海1911）》《人生杂志（上海1924）》《广肇周报》《神州医药学报》《商旅友报》《中医杂志（上海）》《国闻周报》《时兆月报》《通问报：耶稣教家庭新闻》；宁波的《卫生公报（宁波）》；绍兴的《绍兴医药学报》《绍兴医药月报》；北京的《北京大学日刊》《每周评论》；广州的《博济》；太原的《来复》《医学杂志》；南京的《医药卫生通俗报》；杭州的《广济医刊》《三三医报》，还有中央及地方的政府官报，不胜枚举。西方传教士也通过报刊教化民众。例如，1915年3月《通问报：耶稣教家庭新闻》刊载《预防痢症及霍乱之警告》一文，提出预防霍乱之法：其一，讲究个人预防法：注意调摄身体，肠胃不适应及时送医；切勿暴饮暴食，保全肠胃健康；保持指甲洁净，以免病从口入；水和食物应煮熟透彻；碗箸杯盘应用沸水煮后使用；食物应用网罩住保存，以免蚊蝇飞集；沐浴水、洗面水、漱口水均宜滚沸后使用。其二，提倡公共预防法：卫生公共机关拟定通俗卫生预防法，使其家喻户晓和令行禁止；霍乱症者宜速送医治，以免传染他人；病者之粪便用石灰溶液消毒后挖穴掩埋；病者使用之器具用水煮沸，衣物用水煮沸或用"加波力"水浸渍消毒，切禁洗于溪流；受污井水须加入生石灰粉消毒一日后方可汲用；厕所须慎行消毒，撒生石灰粉于粪上，防却蚊蝇飞集；防遏疫区蔬菜入境。①

1919年，亚洲地区霍乱流行，中国境内多地亦暴发霍乱疫情。1919年6月初，上海浦东发现霍乱疫症，一周内死亡500余人。②广州也发生霍乱流行。7月22日，霍乱疫症传入牛庄。③是时，东三省开始霍乱流行，哈尔滨疫情尤为剧烈。据东三省防疫事务总处报告，1919年8月5日哈尔滨发现霍乱疫症，当月死亡人数竟达3569人（如表3-1所示）。④从表可知，8月下旬

① 张国威.预防痢症及霍乱之警告[J].通问报：耶稣教家庭新闻,1915(678):8.
② 王寿芝.上海浦东霍乱即（真虎列拉）时疫酌方[J].绍兴医药学报,1919,9(7):10.
③ 关任民.哈尔滨霍乱症之防治法[J].中华医学杂志（上海）,1920,6(1):17.
④ 哈尔滨防治霍乱时疫要件[J].中华医学杂志(上海),1919,5(4):212-214.

以后霍乱疫情逐渐减轻。

表3-1 哈尔滨死于霍乱时疫人数（1919年8月5—31日）

月	日	滨江	滨江医院	临时防疫医院	火车病院	铁路租界		总数
						道裹	南岗	
8	5	5	4	0	0	0	0	9
8	6	2	0	0	0	0	0	2
8	7	34	0	0	0	0	0	34
8	8	77	0	0	0	0	0	77
8	9	98	2	0	0	10	6	116
8	10	106	2	0	0	11	2	121
8	11	198	7	0	0	27	3	235
8	12	194	6	0	0	16	3	219
8	13	178	4	0	0	18	6	206
8	14	176	9	0	0	38	8	231
8	15	207	11	0	0	24	21	263
8	16	131	9	0	0	25	3	168
8	17	147	10	0	0	17	2	176
8	18	171	21	0	0	27	2	221
8	19	158	28	0	0	37	4	227
8	20	144	19	0	0	32	4	199
8	21	124	19	0	0	42	5	190
8	22	103	17	0	0	26	3	149
8	23	68	15	0	0	27	8	118
8	24	75	15	0	0	23	2	115
8	25	65	22	2	0	15	8	112
8	26	66	11	2	2	16	4	101
8	27	43	9	2	2	11	3	70

月	日	滨江	滨江医院	临时防疫医院	火车病院	铁路租界 道裏	铁路租界 南岗	总数
8	28	37	10	1	2	10	2	62
8	29	40	11	10	0	8	2	71
8	30	31	3	4	0	9	3	50
8	31	22	2	2	0	5	1	32
8	总数	2699	262	23	6	474	105	3574

　　资料来源:哈尔滨防治霍乱时疫要件[J].中华医学杂志(上海),1919,5(4):212-214.

　　1919年,沪津一带发生霍乱,疫情猛烈。为预防霍乱在军营传播,山西省督军阎锡山饬令军医课研究预防方法,并将其登报宣传。此防疫方法共有十条:(1)严禁饮用生水。(2)一切饭菜须临食前加热一次。(3)凡饮食所用之器具,须于临食前,行蒸煮或开水洗刷等法,以资消毒。(4)营内厨房,须设备防蝇之橱柜,所有食品及碗箸等类,皆须严藏柜内,以防蝇类传染。(5)瓜果生冷等类,须以冷开水十分洗净剥皮食之,于必要时,并得禁止其购食。(6)厕内须严行清洁,并行石灰消毒法。(7)禁止兵士在外随意购买零星食物,但经军医认可者,得令营内售品所贩卖之。(8)凡军医人员,应按照山西军队内务规则,第九十八及第一百条,加紧检查讲演,以重卫生。(9)如有发现虎疫及类似症时,除依法实行隔离及消毒法外,并须及时报告军署,以凭核办。(10)所有本规条意旨,着由各团营军医逐条讲解,务使兵士明其理由,各自卫生。[①]中央防疫处宣传居民清洁预防法,并设立十条胡同传染病医院、帝王庙临时病院、天坛内传染病分院等。[②]

　　1920年,日本、朝鲜霍乱盛行,短短数月就死去三万余人。牛庄海口检疫医院刚刚开办,事务繁忙。牛庄水陆交通均与日本、朝鲜相连接。牛庄检疫医院医官对于来自疫区的轮船、火车都特别注意检疫,预防方法完备。对

---

　　① 督军公署训令(医字第五十四号)[J].来复,1919(73):6-7.
　　② 中央防疫处防治真性霍乱设置病院通告[J].政府公告,1919(1280):31.

尸体进行解剖，以验证疑似病例中是否有死于霍乱者，然而并未发现。1920年8月19日到9月30日，总共查验中、英、日轮船124艘，洋人35人，中国人40182人，所验人员中有9人死亡，男5人女4人，经过医院尸检确定，3人死于肺炎，1人死亡胆囊破裂，1人死亡回归热，2人死亡肠炎，1人死亡痢疾，1人死亡破伤风，皆与时疫无关。[①]

1922年，上海霍乱疫势更加剧烈。[②]以华界西门、新老北门、又袋角、胡家木桥一带为最盛。上海平均每日有数十人染患霍乱，朝发夕亡。西藏路上海时疫医院病房，现已住满。天津路红十字会医院，则病人拥挤几无隙地。[③]

霍乱并非东亚独有，于数百年前，印度是霍乱之发源地，"其大小城市几乎无年不见流行"[④]。"印度亦为远东霍乱流行的中枢"，"英国所属地方发现霍乱的病例何止数千"。[⑤]据调查，孟买、暹罗、安南等地时常有霍乱发生。由于上海"华洋杂处交通繁盛，故成为世界之危险发源地也"[⑥]。

1925年晚夏，汉口发现零星的霍乱病例，秋季霍乱流行。据巴洛观察，在1925年七八月间宁波发现700例霍乱病例，当局成立霍乱委员会，设立临时医院。同年，厦门仅有一人死于霍乱。

1926年，中南各省霍乱猖獗，扬子江一带无不被侵袭的，例如南京、苏州、无锡、湖州、安庆、汉口、武昌等处，而后又向邻近各方如福州、厦门、汕头、广州、海南等处蔓延，就上海一处报告，发现两万余例。[⑦]牛庄于1926年6月9日开始预防上海霍乱侵入，于9月1日实行海港检查，凡由上海、天津、龙口等埠所来之轮船，均须检验，计验得由天津来患霍乱症者

————————

　　① 牛庄海口检疫医院第二期报告[R]//东三省防疫事务总处.东三省防疫事务总处报告大全书:第三册.上海:上海图书馆,1922:141-142.

　　② 霍乱加剧之警讯[J].医药杂志,1922,6(1):54.

　　③ 霍乱症蔓延更盛[J].医药杂志,1922,6(3):53-54.

　　④ 伍连德.东三省防疫事务总处报告大全书:第六册[R].上海:上海图书馆,1928:185.

　　⑤ 杨廷光.中日霍乱症的问题[R]//伍连德.东三省防疫事务总处报告大全书:第六册.上海:上海图书馆,1928:98.

　　⑥ 伍连德.东三省防疫事务总处报告大全书:第六册[R].上海:上海图书馆,1928:185.

　　⑦ 杨廷光.中日霍乱症的问题[R]//伍连德.东三省防疫事务总处报告大全书:第六册.上海:上海图书馆,1928:98-99.

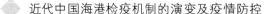

一名，于11月15日隔离检验航轮措施结束；自7月9日至11月15日，共检验旅客及水手29871名，其中除中外水手8251名外，男性华人旅客20488名、女性华人旅客1058名、男性外国旅客60名、女性外国旅客14名；共检验航轮141艘，其中中国63艘、英国46艘、日本25艘、挪威4艘、德国2艘、荷兰1艘；自8月19日至10月10日，牛庄海口检疫医院隔离所共收容霍乱患者66名，其中疑似患者30名、霍乱患者36名，死亡5名；1926—1927年，门诊共诊治患者6034名，内有女性患者197名，住院病者外科35名、内科30名、疑似病者30名、真性霍乱者36名。[①]

二、鼠疫疫情及防控

（一）总体疫情形势

自1910年东三省发生第一次鼠疫大流行，此后在西伯利亚与蒙古几乎年年发现鼠疫病例，1911年在士加拉顺发现腺鼠疫5例，1912年在赤塔发现肺鼠疫个例，1913年在吉海发现腺鼠疫数例，1917年在蒙古百斯波伦发现腺鼠疫。随后山西发生鼠疫大流行死亡16000多人，1919年在依吉士加发现鼠疫2例。[②]1914年，香港发生鼠疫，新增患者48人中死亡32人，且有继出之态，而霍乱之病又同时并发，根据船舶检查统计，本年患鼠疫者已达270人，比诸前两年已超过四五名[③]。1917—1918年，山西发生鼠疫流行，它是近代中国的第二次鼠疫大流行，主要是肺炎性鼠疫。1917年11月，鼠疫最早在内蒙古的巴塞波朗（今内蒙古新安镇）被发现。发源于内蒙古南部的鼠疫，向东扩展至包头、萨拉齐、归化，再沿京绥铁路而至丰镇、大同[④]等地。

① 牛庄海口检疫医院第八次年报总纲[R]//伍连德.东三省防疫事务总处报告大全书：第六册.上海：上海图书馆，1928：194-195.

② 伍连德.第二次满洲肺鼠疫流行之纪要[R]//东三省防疫事务总处.东三省防疫事务总处报告大全书：第三册.上海：上海图书馆，1922：63.

③ 香港：鼠疫猖獗[J].医学世界，1914，5(3)：11.

④ 防范山西北部鼠疫之近况[J].通问报：耶稣教家庭新闻，1918(785)：11.

直至1918年仲夏，山西鼠疫才被消灭，死亡人数达16000人。[1]据《麻城县志》记载：民国七年，麻城西南发生疫情，宋埠地区疫势较重，拜郊乡范文贤一家八口染病，死亡6人。[2]

　　1920年冬，东三省第二次暴发鼠疫。1920年8月，第一例腺鼠疫病例发现于西伯利亚的笃兰士闭格，同年10月，驻守在海拉尔铁路桥站的俄国人的妻子死于腺鼠疫，其子女有3人被传染而亡，其丈夫虽被传染但幸免于难。有3名中国士兵因与其同在铁路医院而被传染身亡，又因此处风俗不良，造成患者与工人相互感染，另外主要因为苦工随意吐痰并长期群居在密不通风的火房，腺鼠疫由此从败血症转成肺炎型。1920年12月12日，士兵从中捣乱，将52名患者和关在隔离房的2名接触者释放，导致扎赉诺尔煤矿矿工染疫，4000名矿工死了1000名，而这些矿工逃到满洲里，导致2141人死亡（包括334名俄国人），其接触者逃到齐齐哈尔，当地死了1734人，随后波及的哈尔滨也死了3125人，其余中东铁路沿线城市也有疫情发生。[3]1920年11月发现第一个患者，在1921年4月初旬发现最后一个患者。[4]于1921年正月间，疫情蔓延至铁路沿线各城市。1921年2月中旬由哈尔滨向东蔓延，齐齐哈尔正月十八日报告第一个病例，哈尔滨正月二十二日报告第一个病例，哈尔滨死亡人数最多之日是4月3日。满洲里最后一个病例出现在4月5日。海参崴在4月9日发现首个病例，到夏季仍不见消退，海参崴10月报告最后一个病例，直至10月一共有520人。1920—1921年，东三省鼠疫总共死亡9300人，其中包括600名俄国人。

　　满洲里与海拉尔是收购及存放旱獭皮的要埠，当肺鼠疫流行时，满洲里必先发现。这次鼠疫主要沿中东铁路由满洲里向东南，到达黑龙江的哈尔滨，途经吉林直至海参崴，由哈尔滨支路向南150英里至长春，与南满铁路相连至大连，榆树里路由尼哥罗士忌至百力410英里，经吉长线由长春至吉

　　① 伍连德.鼠疫斗士:伍连德自述:上[M].长沙:湖南教育出版社,2011:133-139.

　　② 湖北省麻城市地方志编纂委员会.麻城县志[M].北京:红旗出版社,1993:497.

　　③ 伍连德.第二次满洲肺鼠疫流行之纪要[R]//东三省防疫事务总处.东三省防疫事务总处报告大全书:第三册.上海:上海图书馆,1922:63-64.

　　④ 伍连德.第二次满洲肺鼠疫流行之纪要[R]//东三省防疫事务总处.东三省防疫事务总处报告大全书:第三册.上海:上海图书馆,1922:64.

坦77英里，由南满支线张家屯至四平街55英里，大石桥至营口14英里，经京奉线523英里，奉安线171英里，安苏线310英里，又富山线561英里；水路传播主要经过大连和牛庄，由邮船公司的航行专线，波及烟台、卢州、青岛、威海卫、天津、上海、广州、香港，以及日本神户。[1]其中北京、天津、济南、德州疫情较重，唐山、营口虽作为交通要道，却免于罹难。

1926年，在外蒙距库伦二百英里的节陈汗发生肺鼠疫流行，一蒙古牧女因捕旱獭而被感染，其亲友前往探视亦被感染，共计被感染者24名（其中肺鼠疫22名、腺鼠疫2名），蔓延六处，流行至12月13日。[2]香港自1923年至今，只有在1928年春发现五六例肺鼠疫病例。[3]

（二）1920—1921年东三省第二次肺鼠疫疫情防控

1.断绝交通

1920—1921年东北鼠疫的疫源和传播路线值得深思。此次疫症是由外贝额尔东部的猎户传染到附近区域的，后由海拉尔向外传播，蔓延至哈尔滨，疫病主要通过铁路交通传播和扩散。只有采取必要的交通管控，才能杜绝疫病蔓延。"尚幸哈尔滨防范得宜，断绝交通，限制售卖三等客票，每次仅许50人，来往火车由医士检疫，在长春隔离三等客5日……每客车中备有卫生车，以为隔离患者之用"，于是铁路疫情逐渐衰弱，疫情仅蔓延到哈尔滨以南，在长春死亡77人，而奉天仅4人。[4]与第一次东三省鼠疫流行时每城至少死亡5000人相比，有着天壤之别。满洲里与哈尔滨在2月1日采取断绝交通的措施，但仍有土车（当地的牛车、马车、驴车等）在偷运，难免染疫者逃窜他地。在两次东三省鼠疫中，哈尔滨都是鼠疫传播的汇集地，第二次鼠疫哈尔滨准备得相对充分，取得了较好的防疫效果。

---

① 伍连德.东三省防疫事务总处报告大全书:第三册[R].上海:上海图书馆,1922:62-63.

② 伍连德.东三省防疫事务总处报告大全书:第六册[R].上海:上海图书馆,1928:184.

③ 伍连德.东三省防疫事务总处报告大全书:第六册[R].上海:上海图书馆,1928:188.

④ 伍连德.第二次满洲肺鼠疫流行之纪要[R]//东三省防疫事务总处.东三省防疫事务总处报告大全书:第三册.上海:上海图书馆,1922:64.

2.对民工施行检疫

由于大连不允许山东和牛庄之间的苦工登陆，所以来自天津、山东的苦工都奔往牛庄，牛庄船客倍增，由原来的400人陡增至1500多人。此时正值酷热时令，船舱非常拥挤，船丁借口汤水奇缺，船客困苦不堪触目，难免有人死亡。群情恐慌，认为发生霍乱。当哈尔滨报告第一例肺鼠疫病例时，牛庄未雨绸缪做好防范准备。牛庄检疫医院医官杨廷光担任沟帮子到牛庄一带的检疫专员，又因哈尔滨、长春防疫极严，并得到中东南满铁路人员的倾力相助，牛庄城并未发现疫情，而牛庄附近沟帮子的卢家屯、郭家屯有18人被传染，副医官苑德懋不幸染疫病逝。自1920年开办至1921年6月25日止，牛庄检疫医院门诊有男病人2615人，女病人615人，共计3230人，住院人员为男34人女9人，共计43人，多为感染痘疮、猩红热、流行性耳下腺炎等传染症。[1]

3.各地海港加强检疫

面对东三省鼠疫疫情逐步扩散的形势，各海关相继采取防疫检疫措施。东海关发布《芝罘港修订检疫章程》，对患有鼠疫和疑似鼠疫患者实行隔离检查；浙海关发布《宁波口岸检疫章程》，规定染疫船只必须在指定地点停泊，并接受卫生防疫检查；粤海关监督与各国领事批准实施《广州港口防疫章程》，对染疫船只和疫区来船进行检疫。[2]为了适应防疫需要，厦门海关及时修订检疫章程。1920年，厦门再次修订了《厦门口岸防护检疫章程》，章程内容共计十五条。该章程对防疫的疫病种类、查验方法、卫生管理等方面进行了更为细致的规定，是当时较为成熟的卫生检疫法规。其他港口对防范疫情也做了相应的准备。

① 牛庄海口检疫医院第二期报告[R]//东三省防疫事务总处.东三省防疫事务总处报告大全书:第三册.上海:上海图书馆,1922:143.

②《中国海关通志》编纂委员会.中国海关通志:第2分册[M].北京:方志出版社,2012:110.

（三）其他地区的鼠疫防控

1912年，香港、澳门鼠疫流行，并传至南京。卫生司开展消毒、灭鼠等防疫工作，并对疫鼠进行研究。卫生司置备鼠箱数千个，分设于城厢内外各街，先从有疫之区安置，专为收藏死鼠之用①。如果发现染疫者及有疫鼠出没处，应将其所在房屋及物品进行消毒、熏洗。至于各家有人染疫，或有疫鼠发现者，最宜将屋内墙壁、楼板及一切杂物熏洗，俾消其毒菌，杜绝鼠虱②。为防止香港鼠疫传至汉口，汉口当局派专员"专司检查来汉各项轮船搭客，有无染患鼠疫③。

1918年4月，南京发生肺鼠疫流行。疫情由北传来，患者无一生之望，人心淆乱。警厅严密周防，隔绝病人来往。会场、茶社，概为停止。往来人士，均用两层细布夹以棉花，蒙蔽鼻口。男女学校，亦皆停课。④自南京发生时疫后，理船厅规定各轮自上海开行，凡沿途所经通州张黄港、江阴泰兴口岸、镇江、南京等处，一律禁止停泊，以免传染疫气，须到芜湖码头方可靠岸，凡有客货欲搭装以上各轮者，概予谢绝，由汉开回上海各船所载客人抵岸时，先由关医验明有无染疫，方准放行，但查验时，仅观客人气色，并无其他留难于行客方面，尚无不便。⑤据闻南京发生疫症，津浦路局已于浦口设立检验所，约请美医柯德仁前往设置一切内务，因宁垣输轨交通人烟稠密，亟应防范，业经电请督军省长严密办理，并因柯医助理济南等处防疫卓有成效，复电请前赴宁垣襄助医务。⑥为防疫气流行至沪起见，请由南京至镇江铁路自本日起一律停止开车，各轮船公司及民船不准经南京沿长江搭客来沪，由南京至乌衣每日准开特别快车一次，头等搭客准以十人为度，再头二等搭客至车站时，由医官验明方准登车。⑦

① 卫生司防疫通告[J].中西医学报,1912,3(1):2.

② 卫生司防疫通告[J].中西医学报,1912,3(1):3.

③ 预防鼠疫(汉口)[J].警务丛报,1912,1(11):23.

④ 周慎.南京肺鼠疫流行危状[J].兴华,1918,15(14):21-22.

⑤ 上海防疫情形纪要[N].益世报,1918-03-30(6).

⑥ 南京防疫情况[N].顺天时报,1918-03-23(7).

⑦ 南京防疫情形[N].晨钟报,1918-3-25(3).

第二节　北洋政府时期卫生检疫机构的建设

1912年元旦，南京临时政府成立，在内务部下设卫生司，制定有关卫生的法令，这些举措推进了卫生的制度化。但是，南京临时政府力量相对弱小，内务部卫生司作为全国性的行政机构，并没有发挥其实际作用。

一、中央卫生行政机关的调整

经过"南北议和"，袁世凯凭借两面三刀的伎俩，篡夺了总统宝座，1912年4月，临时政府迁往北京，袁世凯窃取政权，中华民国进入北洋政府时期。各省自经兵燹之后，死伤无计，际此暑变之日，正为疠疫发生之时，此不可不预为筹防者①。兵灾过后必有大疫，施行防疫刻不容缓。北洋政权的建立，离不开对中央及地方行政机关的建设和重组。

（一）卫生司的延续及调整

民国初年，中央卫生行政机构极不稳定，卫生司历经多次调整，如表3-2所示。辛亥革命后，南京临时政府内务部下设卫生司，林文庆任内务部卫生司司长，卫生司下设四科。第一科负责：调查各国卫生制度与本国风土习惯，以定卫生行政之方针；调查关于地方卫生厅与厅办事项；关于卫生法令提出议案于本部之事项；组织卫生讲演会，使一般人民趋重卫生；预算卫生行政之经费；考核卫生行政之成绩；编制卫生统计表；编辑卫生年报。第二科负责：关于医师、药师之业务，产婆、看护妇之养成，药种商及卖药营业取缔事项；关于旅馆、客栈、饮食店、理发店、浴池、盆汤、工厂、会所、剧场及一切公共场所之卫生事项；关于墓地、牧所、屠场及鸟兽化制场事项；关于家屋、道路、沟渠之清洁及污秽物之烧弃事项。第三科负责：关

---

① 内务部防疫计划书(北京)[J].警务丛报,1912,1(21):24.

于传染病、地方病、痘疮及兽疫事项；关于船舶检疫事项；关于花柳病检查事项；关于地方病院及卫生会事项。第四科负责：关于药品事项；关于嗜好品、化妆品、着色料及其他一切之检查事项；关于饮食物检查法之审定事项；关于卖药之检查及取缔事项。[①]

表3-2 北洋政府时期历届中央卫生部领导

姓名	职务	年份	学习经历	备注
林文庆	内务部卫生司司长	1912年	不详	北洋政府时期
伍晟	内务部卫生司司长	1913年	不详	北洋政府时期
唐尧钦	内务部卫生司司长	1916年	不详	北洋政府时期
刘道仁	内务部卫生司司长、中央防疫处处长	1917年	不详	1919年3月中央防疫处成立

资料来源：刘荣伦,顾玉潜.中国卫生行政史略[M].广州：广东科技出版社,2007：200-201.

北洋军阀掌权之后，北京临时政府改派伍晟担任卫生司司长。1913年，北京临时政府再次调整机构，卫生司被降为卫生科，属于内务部警政司下行机构，但职责不变，仍负责管理全国卫生事务。与此同时，地方的卫生事务也统归警察部门主管。直至1916年，黎元洪上台后，再次恢复卫生司，由唐尧钦担任司长，1917年改为刘道仁担任司长。1916年内务部卫生司主要执掌以下事务：（1）传染病及地方病的预防、预防接种以及其他卫生事项；（2）海港及铁道的检疫；（3）医师及药师的监督管理（西医）；（4）药品及药业的化验及管理（西药）；（5）卫生协会、地方卫生机关及医院有关事项的管理。[②]另外，还直接管辖卫生试验所和卫生展览馆。由此，内务部卫生司统辖卫生、医疗、检疫行政管理，改变了清末以来多头管理的状况，中央卫生行政体制基本形成。但是，由于军阀割据，北洋政府未能对全国卫生医药事务进行统一、有效管理。

---

① 内务部卫生司暂行职掌规则[J].临时政府公报,1912(57)：12-14.

② 文庠.移植与超越：民国中医医政[M].北京：中国中医药出版社,2007：70-71.

（二）中央防疫处的成立

1917年，绥远发生鼠疫，后来扩散到晋北，在短短7个月内，16000多人死于疫病。鉴于1917—1918年山西鼠疫防治的不足，北洋政府为加强传染病防治及研究，于1919年3月在北京天坛成立中央防疫处。中央防疫处直隶于内务部，掌管传染病预防计划、传染病病原及预防治疗之研究和传习、传染病预防消毒材料之检查、痘苗血清及其他细菌学预防治疗品之制造等事项，设置处长、副处长、技术员、事务员四类职员，处长承内务总长之命综理处内一切事务，副处长辅助管理处内一切事务，技术员负责上述四项具体事项，事务员办理文牍、会计及庶务。[1]中央防疫处是第一个国家级防疫机构，主要从事传染病的研究、讲习及生物制品的制造、检查、鉴定等工作。[2]中央防疫处是中国最早的生物制品制造机构。

1919年7月，中央防疫处派遣医员到廊坊调查霍乱情形，8月设置临时事务所，在西城帝王庙开设了临时医院，同时还开设了天坛传染病医院分院。中央防疫处派遣人员调查死者信息，并对其房屋进行消毒，在廊坊菜市街清扫26家，消毒井水等15处、公共厕所6处，同时对附近村落实施消毒，派遣医员到廊坊车站实施检疫。[3]与此同时，在京师发现真性霍乱病例，中央防疫处开展防疫工作，并发布通告要求居民注意清洁：第一，霍乱菌在病人吐泻物中，非此疫菌传入他人口中，不致被染，不必惊恐；第二，疫菌传染都由苍蝇飞入病人吐泻物中，再集于人饮食上，有人食用才因此感染，故务将饮食和病人吐泻物清洁消毒；第三，如果有人发生霍乱，应将病人送至传染病医院、帝王庙临时病院、天坛传染病分院及时医治。[4]鉴于1920年冬，天气过暖，各省旱灾灾民麇集，不讲究卫生，以致入春以后时疫到处流行。1921年春，中央防疫处发布时疫预防通告，介绍春季流行时疫的种类

---

① 钱能训.中央防疫处暂行编制[J].政府公报,1919(1068):13-14.

② 邓铁涛,程之范.中国医学通史:近代卷[M].北京:人民卫生出版社,2000:473.

③ 北京市档案馆.档案与北京史国际学术讨论会论文集:下册[M].北京:中国档案出版社,2003:72.

④ 中央防疫处防治真性霍乱设置病院通告[J].政府公告,1919(1280):31.

及其预防方法。天花、斑疹伤寒、猩红热、白喉等四种传染病在春季流行甚多，人们应注意自身防护，尽量避免前往"污秽不洁"以及人群拥挤的地方，有上述疫症者应及时诊治、消毒和隔离。①1922年，中央防疫处再次发布防疫通告。②

当时条件简陋，但是中央防疫处汇聚了一批杰出的免疫学、微生物学专家，他们排除万难，努力钻研，取得一些成绩。1919年，中国首次研制成功牛痘疫苗，1922年，中央防疫处成功研制白喉连锁球菌等治疗血清，生产并销售霍乱疫苗"华克新"，造福中国社会。③1926年，中央防疫处制成狂犬病疫苗，人被狗咬伤后即行注射，便可预防发病。④1927年春，北京天花流行，一般孩童偶患天花，中央防疫处在城区设立施种牛痘处，东城有中央防疫处胡同街卫生诊疗所、东四北基督教会教堂，南城有宣外果子港第九讲演所、正阳门外第一讲演所、兴隆街第六讲演所，西城有教育部街第五讲演所、新街口第三讲演所，北城有地外大街第十讲演所。⑤

20世纪20年代，中央防疫处借助国际联盟卫生组织的影响，推进中国卫生事业的国际化和行政化。然而，中央防疫处不过是内务部卫生司的附属机构，仅负责传染病研究和防治，不具有推行地方卫生事业行政化的权限。1925年5月，北京公共卫生事务所的成立，是以卫生事业的行政化为指向的，有利于促进卫生制度化。但是，北洋军阀官僚腐败，中央防疫处沦为官僚们中饱私囊的工具。一班无医学常识之旧官僚，莫不视为一种骈枝机构，无永久存在之必要……执政诸公将以此借外债饱私囊。由于中央防疫处经费紧张，不得不申请由关税直接拨款。中外医士委员会因此而设，专门保管关税项下所拨款项，有审查该处预算决算之权，但委员会无权过问另筹经费款项，也无权限管辖人事行政。中央防疫处事关防疫国政，是主权的象征。而中国旧官僚贪污腐败，对此置之不理。举凡用人、行政、购置、设备以及技术上之措施，无不听命于一二洋人，为处长者，尸位素餐而已，其他委员滥

---

① 中央防疫处预防春季时疫通告[J].医学杂志,1921(1):92-94.
② 中央防疫处预防春季时疫通告[J].民生月刊,1922(14):30-31.
③ 北京中央防疫处开始制造血清及华克新[J].医药杂志,1922,6(1):43.
④ 中央防疫处制售狂犬病疫苗[J].中华医学杂志(上海),1926,12(5):554.
⑤ 北京中央防疫处分设施种牛痘处[J].日新治疗,1927(21):69.

竽充数而已，处务大权，全操诸一二外国委员之手，即如前述国际共管。官场的不良风气致使医界人浮于事，不利于防疫工作的进行。医界中人"以其每月可得现薪，方奔竞之不暇"。①

虽然中央防疫处作为中国卫生行政的中央机构，对遏制疫情蔓延、调查疫症起因和保护国民健康都起到了积极作用，但是由于中央政府统治衰弱，中央防疫处仅能以北京政府的统治地区为中心推动卫生事业的发展，开展各种各样的活动。

二、地方卫生行政机关与海港检疫机构的建立和调整

1911年4月3日至4月28日，11个国家的专家参加的万国鼠疫研究会在奉天召开，成功控制了东北大鼠疫的东三省防疫总医官伍连德博士担任会议主席。中外专家建议清政府在东三省设立永久性防疫机构，以防止瘟疫卷土重来。

（一）东三省防疫事务总处的成立

1911年5月20日，伍连德和哈尔滨海关监督汉斯·华特森共商在海关大楼创办防疫机构事宜。海关大楼位于哈尔滨火车站对面，即如今红军街的北苑商场大楼。当时该西洋建筑既为海关公署，又为海关监督的官邸。伍连德希望防疫机构的常年经费从海关税收中拨付。华特森及其密友、在北京的中国海关总税务司安格联均对此持合作态度。伍连德和华特森在海关大楼内的华特森办公室工作三天，制订出预算方案。随后会同李家鳌完成了创建防疫机构规划的呈文。

此后，伍连德赴北京向清廷外务部呈报，再由外务部向清政府呈递。伍连德走访了颜福庆博士及驻北京外交使团与海关的人士，向他们介绍了此前万国鼠疫研究会的情况及与会中外专家的建议，还有呈文内容，获得了支持。初拟在北满创建防疫机构及多处医院，东三省地方政府筹措开办费用，

---

① 鹿斌.对于中央防疫处感言[J].医药学,1925,2(2):9-12.

常年开支由海关税项下拨付，每年7.8万卢布。[①]伍连德回到奉天后，拜访东三省总督赵尔巽，转达了万国鼠疫研究会的会议决议和清朝外务部的意见，赵尔巽即表赞同，拨出奉天库银14万两用作防疫医院的开办费用，吉林巡抚陈昭常也同意划拨120亩（实为187亩）土地兴建哈尔滨医院，该土地位于新城区和傅家甸之间，紧靠东清铁路，地处如今滨江站附近的保障街一带。

1911年7—8月，伍连德率中俄联合考察队到中国满洲里和俄国境内考察鼠疫流行情况。其间，呈文已经获清政府同意。伍连德随即动手筹建，首先在哈尔滨海关大楼借用一间房作为临时筹建处，伍连德与助手陈祀邦等人开始组建防疫医院。不久，因为在此办公与海关相互打扰，乃另租一处房屋。1912年夏，滨江医院建成，乃迁入滨江医院（即如今的道外区保障街140号）办公。

东三省防疫事务总处[②]于1912年10月1日正式成立，总部（总医院）设在哈尔滨的滨江医院。该防疫处是当时世界上为数不多的防疫机构之一。1916年，防疫处改名为"东三省防疫事务总处"（Manchurian Plague Prevention Service。但也有研究认为当时英文名称实际上继续沿用了之前的North Manchurian Plague Prevention Service）。伍连德继续任该处的总办兼总医官。

（二）地方防疫医院的建立

万国鼠疫会议之后，奉天总督赵尔巽、海关总税务司额古兰、外交次长颜惠庆、海关税务司屈臣都支持东三省防疫。各防疫医院也陆续有所扩建，各日常经费从东三省税入项下拨。

滨江医院是最先建成的医院，作为防疫处的总医院，和行政机构防疫处"两位一体"，伍连德任防疫处总办兼总医官，同时兼任滨江医院院长，防疫

---

① 当时,中国海关遭列强把持,海关关税银用以"还洋债赔款"即庚子赔款,若动用关税银必须经过各国驻北京外交使团的同意。

② 1931年九一八事变以后,东三省防疫机构落入日军之手。东三省防疫事务总处的原班人马追随伍连德加入南京国民政府海港检疫管理处,继续开展卫生防疫工作。1933年7月,满洲里民生部接管了东三省防疫事务总处,改为卫生实验所。1934年11月3日,改称卫生技术工厂哈尔滨分厂,从事疫苗制造、卫生试验检查、病原检索研究等工作。

处其他医官也任滨江医院的医生。哈尔滨防疫医院于1911年9月动工，1912年夏间落成，建筑费为7万元，于同年12月投入使用。该院西院用于治疗普通病症，能容纳400人，东院则能容纳30名疑似患者，隔离40名鼠疫患者。1919年添建新式办公房，内有临时研究室及手术室；1922年增建新病室，可以收容及治疗各科患者；1924年又新建新式房舍，作为研究室、藏书室及博物室；1926年又在东院加建新式肺疫病室，为了治疗和研究的医生不被传染，保障其安全。

此后陆续建成拉哈苏苏（1913年）、三姓（1913年）、大黑河（1914年）、牛庄（1918年）、满洲里（1924年）防疫医院。1912年，在阿木河及松花江交汇处的同江县，建有隔离医院一所。1913年，在松花江岸的三姓也建了隔离医院。1914年，又在大黑河建了更大的隔离医院。而满洲里医院直至1921年第二次鼠疫流行才有所起色，政府租用房屋办理防疫事务。1923年花费9000洋元购买石屋一座，作为研究实验室及住院医官宿舍，并借用木屋一列作为医院，另外还添置大型消毒器，以便獭皮出口前用福美林蒸熏消毒之用。营口海港检疫医院，于1919年动工，1920年7月10日正式启用，内设手术室、诊断室、总养病室、单间养病室、传染病室、消毒部等，有病床45张，共花费白银4万两。1923—1924年，又增建隔离室6幢，每幢设有防蚤虱及尘埃的卫生睡炕，能容纳80人，总共能容纳至少400人，此次花费4万洋元。1927年又花费9000洋元，添造旅客检疫室一所。①

以上这些医院平时应诊，疫时防疫。防疫处有不少中外专家，设有先进的实验室及手术室，藏有完整的肺鼠疫标本及样本数据，防疫水平超过了俄国、日本，研究成果获国际认可，成为当时世界上知名的卫生机构之一。1926年9月，伍连德在滨江医院院址创办了滨江医学专门学校（即哈尔滨医科大学的前身），这是东北地区中国人自办的第一所医学高校。

1919年夏天，霍乱疫情异常猛烈，疫情传入牛庄，然后遍布东三省。在沈阳、大连、哈尔滨、吉林、辽阳、长春等处居民病死者非常多。疫情盛行，营口检疫医院负责检查船上有无染疫和疑似患者。营口地处要冲，当时

---

① 伍连德.东北防疫处之沿革[R]//伍连德,伍长耀.海港检疫管理处报告书:第三册,上海:上海图书馆,1933:12-13.

如果早在营口设立检疫医院，配备专业医官，就能够挽救更多的生命，不会造成如此多的人病死。建立营口检疫医院，不仅为了检疫疫症，对于防范霍乱亦有裨益。营口检疫医院于1919年开始兴建，1920年7月10日举行揭幕盛典。营口医院位于辽河南岸，与辽河关近在咫尺，辽河北岸的京奉路支线与其遥遥相望。由沟帮子至营口的末站（由此直连京奉铁路长线），大小船只都经过医院前面。

营口检疫医院有专门的医官看护，还配有卫生夫役，设有普通病房、消毒器房和隔离病房各一大座，都是用红砖砌成镶以洋灰的高楼大厦，气势宏伟，由东向西长112英尺，两边翼亭长80英尺。医院有三个前门，中央是正门，两边是便门。东边便门直达急诊室及优等病室，西边便门用于诊治外来患者。正门以内左右为两大间普通病房，设有看护室、化验室、便室、浴室等。普通病房容量宽大，每间至少可设病床十张。东边翼亭内有手术室，室内地上铺以洋瓷灰，墙半高皆镶以洋瓷砖，手术室旁有麻醉室、消毒室各一间。麻醉室后面设有上等病房两间和上等浴室、便室，上等室后即女看护长室兼患者使用的储藏室。西边翼亭内为外来患者诊验部，设有候诊室、诊断室、绷带室、药房、药库及附设一间极完善的化验室。由医院正门入，可以直达医院储藏室，从储藏室门前上楼，楼上有医官住所，内有食堂一大间，卧室一间，以及浴室、便室、藏衣室、厨房、备餐室各一间，均设备齐全。两边翼亭往后门走，可到医院看护及卫生夫住所，此处有卧房、食堂、厨房各一间，还有喷水浴室一间。看护及卫生夫住所旁建有四间大房，其中有两大间为总消毒室，内有英国最新的水蒸气消毒器一台，专门用于消毒大件物品，如铁床、被褥等，一间为浣衣室，洗衣服前必须消毒。

1920年，酷暑干旱，苍蝇遍野，这正是霍乱流行的先兆，应当竭力防范，不要重蹈去年之覆辙。疫情一旦发生，凡大小船只出入海口必须经过本院检疫，各医官亲自登船查验，按章执行扣留或者放行。染疫患者和疑似患者都送到医院调养。然而，营口的各国医官担心，检疫医院刚刚建立，至少要经过4年的筹划布置，才能对疫情进行必要的防范。

第三节　北洋政府海港检疫机制的颁行

长期以来，中国的海港处于有港无防的状态，帝国主义控制海关，海港检疫工作都由海关兼办，各地往往各自为政。例如，1910年东北发生鼠疫大流行。1911年7月，东海关发布《芝罘港修订检疫章程》，1919年又加以修正。1918年4月，浙海关公布《宁波口岸检疫章程》。1929年3月，浙海关又颁布了《宁波防护染疫暂行章程》，规定凡发现进港船只有鼠疫、霍乱、天花、猩红热等传染病疫情，该港即宣布为有疫口岸，疫船在指定地点停泊，实行隔离检疫。

1921年，广州市卫生局成立以后，非常重视卫生防疫工作，经常开展卫生防疫宣传，组织防疫人员讲授公共卫生、食品卫生等课程。广州市卫生局重视交通检疫，于1921年底颁行《西江船舶检查所检查船舶规则》，加强穗港来往船只的检疫工作。

西江船舶检查所检查船舶规则

第一条　检查所得随时检查西江通航或停泊中之各船舶，并没收其所偷载之武器及军用一切危险品或扣留之，但船舶自卫武器向经呈报有案者不在此限。

第二条　检查所得随时制限西江通航或停泊中各船之出入出留。

第三条　检查所对于西江渔业得以命令禁止其一部分或全部。

第四条　检查所对于西江沿江各船舶碇泊场所得以命令变更之。

第五条　西江通航或停泊中之各船舶有不服从检查所指导及命令者，该所得先行扣留，电戒严司令官核节办理。

第六条　检查所对于通航或停泊中之各船舶所用检查办法及其他事项，另规定公布之。

第七条　西江通航或停泊中之军用船舶，检查所依戒严司令官之指令，得解免其检查或限制。

第八条　本规则自公布日施行，于西江宣告解严日废止。①

粤海关发布《广州港口防疫章程》，所有章程均规定对疫船实施隔离检疫，各海关的检疫经费由海关关税拨款。②派员及医生检查由港来粤轮船、火车，令粤海关税务司广九铁路局依照检疫规则妥慎办理。派员与税务司及理船厅接洽，允许华员在外国轮船上检疫系属领事权权限，且于省港商务有碍，不如候搭客登岸后在码头检验较为便当。此后，从1922年开始，广州市卫生局还对广州至香港的火车进行检疫。③

上海作为中国重要的通商口岸，各国商轮汇集，商旅往来密集。为了防止疫情传播，江海关在吴淞口设立防疫医院，凡商船来沪须到指定地点停泊检疫，甚至为了便利设置轮船医院。还设立了华人医院，专门为华人服务。1921年发布的《上海吴淞两口防护染疫章程》，规定凡是外国或中国疫港来船都要遵守此章程，接受消毒检疫。④工部局发布通告，要求居民及时处理污水，以免疫病传播。"污浊不通之水足以产生蚊虫或构成其他妨害卫生之事，居民人等不论于其自置之地产或租住之房屋内发现此项污水，须立即除去。如接到本局通知后48小时内仍未将污水除去，当依法定罪或令缴不逾十元之罚款，如再延迟，当加重定罪，或每日加不逾二元之罚款。"⑤在上海检疫处成立以前，每逢夏季发生霍乱疫症，都是由上海市公安局筹备防疫药品一万两千服，分发公安局所属三十九区所，每所一百服，各学校各民众团体各机关均各送一百服，以资预防，市民如欲预防者，可随时到局索取⑥。沪防疫会议议决华租界当局联合预防，并普遍种痘，大施霍乱预防针，无自来水处，凿自流井，宣传灭蝇、研究病原等⑦。

①西江船舶检查所检查船舶规则[J].广州市政公报,1921(16):21.

②《中国海关通志》编纂委员会.中国海关通志:第2分册[M].北京:方志出版社,2012:1106.

③刘荣伦,顾玉潜.中国卫生行政史略[M].广州:广东科技出版社,2007:208.

④上海吴淞两口防护染疫章程[J].中国红十字会月刊,1922(6):9-15.另参见池子华,崔龙健.中国红十字会运动史料选编:第一辑[M].合肥:合肥工业大学出版社,2014:99-101.

⑤《工部局布告〔第3161号〕为除去死水事》(1923年6月14日),《蚊虫之多感到痛苦事宜》(1927—1940年),上海市档案馆馆藏,档案号:缩微U1-16-2760。

⑥预防虎烈拉[N].大公报,1929-07-11(11).

⑦沪防疫会议[N].大公报,1929-12-28(3).

1924年，泛太平洋食料保全会议在檀香山举行，提议改组中国海港检疫工作。国际联盟卫生组织远东局在新加坡成立，对中国发挥的刺激作用将会增加。1925年12月，国际联盟卫生会主席拉西曼在他手下工作人员的陪同下访问中国，公共卫生在中国官员眼中的声望大大提高，同时推动了本地卫生组织和国际联盟卫生组织的进一步合作。在近期的新加坡会议上，远东局顾问委员会提出，在突出的卫生问题上，国际联盟卫生组织应派遣技术专家与远东政府进行合作。1927年召开的中华医学会和博医会联席会议，也讨论了改组事宜，由此，海港检疫工作引起了朝野较为广泛的关注。①

　　北洋政府时期，海港检疫事务仍由海关和各国领事控制，而中央政府未能对地方形成统一管理。北洋政府基本延续了清代的中央卫生行政体制，地方卫生行政也有所建树，但在许多方面仍有待完善。各地海港检疫章程自成体系，检疫对象和方法不一，未设专业机构，缺少检疫设备，严重制约了海港检疫的发展。1916年颁布的《传染病预防条例》，是第一部全国性的卫生法规，但其是否执行要由地方政府决定。伍连德等人运用西医防疫法防治传染病，逐渐被国人广为接受，促进了新式医学的传播，推动了中央和地方卫生行政体制的建立。同时，北洋政府设立卫生机构和修订海港检疫章程，为此后海港检疫机构和制度的发展奠定了基础。

---

① 陈邦贤.中国医学史[M].北京:商务印书馆,1998:273.

第四章　南京国民政府初期海港检疫机制的调整

1926年10月，北伐军占领武汉，12月5日，国民党中央和国民政府迁到武汉。1927年3月，国民党在汉口召开二届三中全会，修改《国民政府组织法》，改组国民政府领导机构，经宋庆龄临时动议增设卫生部，拟由刘瑞恒当任部长。与此同时，蒋介石在南京另立中央，在内政部下设卫生司，由陈方之担任司长。两个卫生管理部门并立的时间很短暂，并未发挥实际作用。1927年宁汉合流之后，蒋介石夺取了国民党最高领导权。1928年"东北易帜"，蒋介石形式上统一了全国，这为卫生行政的全国性管理创造了条件。南京国民政府逐步建立国家卫生行政体系，其中重要一环就是完善全国海港检疫机制。

第一节　中央和地方卫生行政管理的调整

1927年南京国民政府在内务部下设卫生司，1928年又进行了机构调整，将卫生司从内务部分离出来，独立设置卫生部，下设医政、防疫、保健、总务、统计等五个司，由薛笃担任部长，刘瑞恒担任政务次长，这是中央卫生部的最早雏形。

一、卫生部设立及调整

1928年11月24日，国民政府公布的《卫生部组织法》规定：卫生部管理全国卫生行政事务，隶属于行政院，卫生部下设总务、医政、保健、防疫、统计五司，其中防疫司负责调查、预防、扑灭传染病、地方病等，检查海港、航空、车辆的疫疠情况，检查牲畜屠宰以及国际防疫。[①]由此，中央卫生行政机构系统形成，如图1所示。

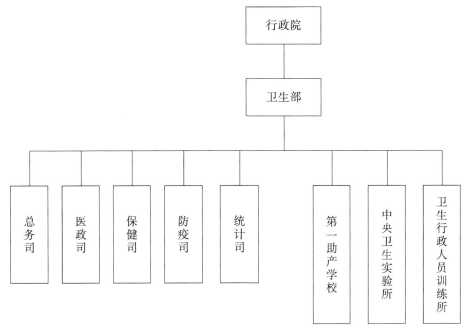

图1　1928年国民政府中央卫生机构示意图

资料来源:邓铁涛.中国防疫史[M].南宁:广西科学技术出版社,2006:311.

1928年12月1日，国民政府颁布了《全国卫生行政系统大纲》，其规定：中央设卫生部，隶属于国民政府行政院；各省民政厅下设卫生处，兼受卫生部指挥监督；各特别市下设卫生局，兼受卫生部指挥监督；各市县政府下设卫生局，兼受卫生部指挥监督。若卫生局未成立，则由县公安局兼办，若公安局亦未成立，便于县政府设立卫生科；各大海港及国境要冲设海陆检疫所，直接受卫生部指挥监督，海陆检疫所所长由卫生部提经行政院提请政府任命。[②]南京政府时期的历届中央卫生行政领导如表4-2所示。

---

① 卫生部组织法[M]//上海法学编译社.法令大全.上海:上海法学编译社,1929:99-104.

② 全国卫生行政系统大纲[Z]//卫生法规.卫生署,1937:1-2.

表4-2　南京政府时期历届中央卫生部领导

姓名	职务	年份	学习经历	所属派系	备注
薛笃弼	中央卫生部部长	1928—1929年	不详	不详	属于党派政权分配
胡毓威	中央卫生部司长	1928—1929年	不详	不详	
陈方云	中央卫生部司长	1928年	日本帝国大学医学部毕业	德日	
严智钟	卫生部政务司长	1929年	留学日本	德日	
金宝善	卫生部保健司司长	1929年	留学日本、美国	混合	
金诵盘	卫生部统计司司长	1929年	同济大学	德日	据称曾任蒋介石保健医师
刘瑞恒	代理中央卫生部部长	1929年	留学美国	英美	曾任协和医学院教授、兼任军医学校校长
刘瑞恒	中央卫生署署长	1930年	留学美国	英美	因机构调整，卫生部改称卫生署
颜福庆	中央卫生署署长	1938年	留学美国	英美	
金宝善	中央卫生署副署长	1938年	留学日本、美国	混合	
金宝善	中央卫生署署长	1941年	留学日本、美国	混合	
沈克非	中央卫生署副署长	1941年	留学美国	英美	
周贻春	中央卫生部部长	1947年	不详	不详	

姓名	职务	年份	学习经历	所属派系	备注
金宝善	中央卫生部常务次长	1947年	留学日本、美国	混合	1948年辞去次长职务,回上海医学院任教授
袁贻瑾	中央卫生部次长	1948年	协和医学院毕业	英美	
金宝善	中央卫生部部长	1949年	留学日本、美国	不详	未就职(因在世界卫生组织任职,未回国任职)
朱章赓	中央卫生部代理部长	1949年	协和医学院毕业	英美	

资料来源:刘荣伦,顾玉潜.中国卫生行政史略[M].广州:广东科技出版社,2007:200-201.

　　然而,卫生行政管理并非规章条例所规定的那样,实质上是蒋介石平衡政治的工具。为了拉拢阎锡山,蒋介石将薛笃弼调离内政部而专门腾出位置,随后蒋介石与冯玉祥的矛盾激化,由于薛笃弼原是冯玉祥手下要员,蒋介石以"叛变"为由撤销其职务。[1]中原大战胜利以后,蒋介石任命刘瑞恒为卫生部部长,刘瑞恒与宋子文兄妹是美国哈佛大学的同学,刘瑞恒深得蒋介石、宋子文的信任。1930年11月12日,何应钦在国民党四中四次会议上提议进行机构调整,随后卫生部被撤销,并入内政部,改称卫生署,刘瑞恒担任署长。当时国民政府内部的派系之争十分激烈,刘瑞恒是亲英美派的,自然十分排挤日德派。刘瑞恒曾一度统管军、政两大系统的卫生事务,后虽被人举报大肆贪污而被革职,但未得到应有的惩罚。1936—1941年,卫生署又有多次小的变动,有时属内务部,有时属行政院领导,卫生署署长先后由颜福庆、金宝善担任。[2]

　　① 邓铁涛.中国防疫史[M].南宁:广西科学技术出版社,2006:312-313.
　　② 刘荣伦,顾玉潜.中国卫生行政史略[M].广州:广东科技出版社,2007:199.

二、南京政府接管中央防疫处

中央防疫处隶属内务部，1927年10月改隶卫生部，1928年国民政府接管了中央防疫处，将其迁往南京，1931年4月又改隶内政部卫生署，1933年12月改隶全国经济委员会卫生实验处。①

1930年3月24日，国民政府正式公布的《中央防疫处组织条例》规定，中央防疫处直隶于卫生部，掌理关于传染病之研究讲习及生物学制品之制造、检查、鉴定事项。中央防疫处仍分为3科，但其职能发生了调整，不再负责指挥防疫，而变成单纯地从事生物制品研制的机构，防疫事项由卫生部的防疫司负责，如表4-3所示。

表4-3　1930年中央防疫处各科职能

科室	职责
第一科	（1）制造各种抗毒素、血清等 （2）制造各种毒素 （3）检查、鉴定各种生物制品 （4）各种生物化学的研究试验及试药的调制 （5）免疫学的检查及研究 （6）分装各种制品
第二科	（1）制造各种疫苗、诊断液及抗原 （2）细菌学的检查及研究 （3）传染病的病理学实验及研究 （4）原虫、寄生虫的研究 （5）菌种的鉴定及保管 （6）制造各种培养基
第三科	（1）制造狂犬疫苗等 （2）制造兽疫血清及疫苗 （3）兽疫预防的研究 （4）滤毒之研究 （5）大小动物的管理、繁殖、注射、采血等事项

---

① 陈邦贤.中国医学史[M].北京:商务印书馆,1998:274.

资料来源：卫生署.中央防疫处组织条例[Z]//卫生法规.卫生署,1937：29-33.

1931年九一八事变以后，日本大举南下侵略中国，先是占领东三省，进而华北、华中直至全中国。随着国内局势的恶化，中央防疫处逐步南迁，先是设立北平制造所和南京制造所，直至1935年全部迁往南京。[①]中央防疫处设秘书处三科，掌管各种生物学制品的检查、鉴定、研究和制造等事项，为各地疫病的防治提供预防注射制品。另外，1934年8月西北防疫处于甘肃兰州成立，除制造人用及兽用各项疫苗外，还办理临时防疫事宜，下设三科室管理生物学制品制造、传染病防治、兽疫调查以及兽疫血清疫苗制造，还将筹备建立蒙绥防疫处。[②]随着抗战形势的恶化，1938年中央防疫处迁往昆明。

三、中央卫生实验处的成立

1931年10月，国民政府成立全国经济委员会，下设中央卫生设施实验处（简称"中央卫生实验处"），它不完全是研究性机构，而是与卫生行政管理密切联系，几乎与卫生署并驾齐驱。1934年，全国经济委员会又增设卫生委员会。刘瑞恒利用和宋子文的私人关系，常把卫生署的经费项目挂在隶属于全国经济委员会的中央卫生实验处下申请经费，这显然比由内政部向行政院申报更为便利。[③]

中央卫生实验处的成立和国际联盟的推动是分不开的。中央卫生实验处邀请国际联盟卫生组织主任拉西曼帮助规划，而后者聘请的南斯拉夫柴格拉勃公共卫生研究院院长鲍谦熙仿照该院体制建置，在实验处下设微细菌学试验室、化学品试验室、传染病科和产妇婴孩卫生科4个部门，1931年4月又成立卫生教育科和卫生工程科。各省还设有卫生试验所、卫生委员会等。中央卫生实验处统管中央防疫处和卫生实验区两个部门，1933年后调整为细

① 邓铁涛.中国防疫史[M].南宁：广西科学技术出版社,2006：315.

② 陈邦贤.中国医学史[M].北京：商务印书馆,1998：275.

③ 邓铁涛.中国防疫史[M].南宁：广西科学技术出版社,2006：316.

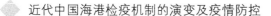

菌检验（后改为防疫检验）、寄生虫学、环境卫生、妇幼卫生、学校卫生、药物化学、生命统计、社会医事、工业卫生等9个部门。

中央卫生实验处参与了洪灾救援、疫病防控和1932年淞沪日军侵沪的救护工作，同时其各项课程毕业的学员成为卫生人员训练班或训练所的重要来源，体现了其公共卫生展示和培训的功能。[①]中央卫生实验处还帮助地方建立卫生机构。1936年云南接管宏济医院化验所，建立全省卫生实验处。1939年成立云南省抗疟委员会，负责全省抗疟事宜，进行系统的病理及防治研究。[②]

第二节　海港检疫机制的调整

在民族民主革命的推动下，1923年青岛港的检疫权已移交中国地方政府。[③]1925年，广州国民政府根据孙中山提出的"中国海关为中国国家机关"的精神，筹建广州海港检疫所，得到了"省港"大罢工委员会的鼎力支持，于1926年9月成立广州海港检疫所，并公布了《广州海港检疫条例》。[④]广州海港检疫所布置就绪，准于9月16日开始检验入口船只。广州海港检疫所的成立虽然受到外国领事团的"抗议"及破坏，但最终不得不承认广州港的检疫主权归中国所有，这大大推动了我国全面收回海港检疫主权的进程。

1927年，在"四一二"和"七一五"反革命政变之后，蒋介石和汪精卫消除了在反共问题上的分歧，7月24日，汪精卫表示愿意迁都南京。蒋介石以退为进，宣布下野，加快了宁汉合流的进程。1927年9月，宁汉合流的实现宣告国民党"统一"的完成。1928年初，蒋介石被任命为国民革命军总司令，宣布复职，国民政府党政军大权全部落入蒋介石之手。1928年12月29日，张学良宣布遵守三民主义，服从国民政府，实现了东北易帜。由此，

① 华璋.悬壶济乱世:医疗改革者如何于战乱与疫情中建立起中国现代医疗卫生体系[M].叶南,译.上海:复旦大学出版社,2015:39.

② 昆明卫生志编纂委员会.昆明卫生志[M].昆明:云南人民出版社,1998:85-86.

③ 邓铁涛.中国防疫史[M].南宁:广西科学技术出版社,2006:377.

④ 刘荣伦.孙中山悬壶济世[M].北京:中国文联出版社,2008:95-96.

南京国民政府形式上统一了全国。1929年1月7日，在东北成立了以张学良为主席的东北政务委员会。但是，蒋介石为了巩固统治权力，试图通过"编遣会议"加强对军队的控制权，削弱非嫡系实力，其与地方实力派的矛盾不断激化。1930年3月，阎锡山、冯玉祥、李宗仁联名通电反蒋，4月蒋下令讨伐，由此中原大战全面爆发，9月中旬，张学良发布拥蒋通电，率军入关，最终反蒋各派战败。中原大战之后，蒋介石对中央政权的控制进一步稳固。随着中央政权统治权威的加强，为了改善中国的国际卫生形象和加强卫生行政，中国政府开始逐步设立海港检疫机关，试图维护海港检疫主权。

根据1926年《巴黎卫生公约》的规定，凡是缔约国都有义务防止传染病的流传，采用统一的办法：对鼠疫采用隔离六日，霍乱隔离五日，天花隔离十四日，斑疹伤寒隔离十二日，黄热病隔离六日，患传染病者应被隔离，接触者须受监视，个人物品须经消毒，船只须经蒸熏，船员及旅客须种牛痘或注射防疫针。至于防治其他传染性稍弱的传染病，则因各国不同情形而异，美国特别重视防治脑脊髓膜炎、麻风及肠道寄生虫病等，至于麻疹、水痘、猩红热、结核及痢疾等，已不太重视，只需将病者移至医院，并将其住宿处消毒而足矣。[1]有的国家还专门设立动植物检疫机关，防止动植物病症传入国内。另有远东近东"船舶所属国领事参与检疫"，而中国没有专门的检疫机关，也不能禁止船舶所属国领事干预检疫，汕头赴南洋之华侨须经该处领事团所指定之医生种痘。中国亟须改变海港检疫落后的现状。

卫生有个体和公共的区别，而公共卫生又分国际、国内两种，国际卫生又可分为陆地和海港两项。海港检疫就是国际卫生一端，检疫的意义就是避免传染病的输入……可以说海港检疫如同国防一样，国防所以防外侮，检疫所以防外病。[2]然而，长期以来中国的海港检疫设备比较落后，无从检查各国来华船只，致使国外的疾病传到中国，而中国到外国的船只及货物不得不接受检查，甚至经常被留难，对中国的出口造成不便。万国联盟调查员鉴定海港检疫设备的等级有八个条件：（1）有合格之卫生人员，（2）有合格之

①伍长耀.最近海港检疫概论[R]//伍连德,伍长耀.海港检疫管理处报告书:第三册.上海:上海图书馆,1933:31.

②蔡鸿.海港检疫[J].卫生公报,1929(5):11.

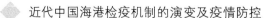

消毒器，（3）有灭鼠器，（4）有合格之检疫所及隔离所，（5）有合宜之细菌研究室，（6）有传染病医院，（7）有安全自来水，（8）有传染病统计报告机器。符合以上八个条件的为一等港，不符合第二、第四两条的为二等港，完全不符合的为三等港。上海被定为三等港，恰好说明中国海港检疫设备不完善，也显示了中国海港在国际上的地位较低。如果中国能收回海港检疫主权，改善检疫设备，完善检疫规章，对中国的国民卫生以及对外贸易都大有裨益。

上海是世界通商大埠，本为一等港，却因检疫不良被列为三等港，使得商业损失巨大，也对国家地位产生不利的影响。1929年，国际联盟会以上海卫生状况不良和检疫机关不完备为由，将上海降为三等港，以致每次中国船舶出口须受他国口岸之严格检查，百方留难①，对外贸易损失巨大。不仅上海的船舶每次出口都要经过严格检查，天津等地的船舶亦是如此。天津地当冲要，交通频繁，亦与上海情形相同，每次船舶出口，须受他国口岸之严格检查，所陈损害甚巨，如若自行检疫，则口外之病毒，既无由侵入，而行旅之安全，亦可将以保证，国际联盟会在印度等国重要口岸设置卫生防疫机关，于每星期用无线电报告一次。②中国作为《巴黎卫生公约》的缔约国，中国政府理应加强海港检疫机构、法制和队伍建设，防止传染病由海陆空交通而输入中国并传播。可见，海港检疫已经成为国际关系的重要内容，势不容缓。

近代中国沿海各港检疫权，历来被外人所掌握，主权旁落，令人痛心。美国派医官在沪检查赴美华人一事，激起了国内的强烈不满，许多人谴责美国的行为侵害了我国的主权及国际信誉，要求美国撤销检疫行为，同时国人表现出收回海港检疫主权并完善海港卫生设施的愿望。③广大民众及华侨在外人检疫中遭受苛责和侮辱，都急切呼吁中国政府将海港检疫收回自办。中国虽然曾经发生过脑脊髓膜炎，但经过中国预防及救治，早已控制住。美国

---

① 天津特别市政府卫生建设计划(续)[J].天津特别市卫生局月刊,1929,1(5):62.

② 天津特别市政府卫生局卫生建设计划[N].益世报,1928-10-10(20).

③ 为请行文抗议美国政府委派医官在沪检疫并恳速设海港检疫机关陈改进卫生建设以杜藉口由[J].卫生月刊,1929,2(7):33.

应该也有了解到有关情况，然而以此为借口强行检疫，乃是侵犯我国主权。而且，美国当时应用的检查方法并不科学，并未按病症所对应的方法检查。另外此项检查唯独针对华人，而对日本人、欧美人士却没有实行相应检查，有种族歧视之嫌，并含有某种政治动机。国人深感我国卫生设备、人才队伍落后，难以施行自主检疫，无奈美国等国以检疫作为压迫的工具。因此，中国政府对此表示强烈抗议，并尽快筹办海港检疫机关，展拓卫生试验所，以消灭传染病病源。广大爱国华侨深感检疫主权关系民族尊严，积极捐款，为海港检疫所的建设做出巨大贡献。因此，海港检疫不但可以防止疫病传入维护人民健康，而且关乎国家主权和影响商业发展。

民国时期，人们依然将卫生检疫的现代化、谋求强国、强种相联系。海港检疫所代表的公共卫生制度，总是与民族、国家联系在一起。伍连德在《近世卫生保健论》中认为："观世界民族衰弱之国家，未有强盛者；国家强盛，民族未有衰弱者。民族有强弱之分别，实由卫生有进退之转移；盖民族不健康，直接则个人与亲近受其累，间接则社会与国家蒙其害……种强国盛，实深赖之……宜设国立海口检疫处。"①在《公共卫生与民族复兴》这篇演讲稿中，伍连德在开篇即点出"无健全之民族，即无健全之国家，观于世界强弱各邦，可为明证。回顾吾国今日情势，外侮日急，内乱频仍，其致弱原因，虽其复杂，而漠视卫生，以致民族衰弱，实为一重大原因也"②。伍连德将国家、民族的强弱和卫生挂钩，得出"漠视卫生，以致民族衰弱"的推断。杨念群认为，公共卫生背后的话语隐喻的是"民族国家"。③胡鸿基指出："公共卫生与国家之盛衰，有莫大之关系，盖国家盛衰以人民强弱为衡，而人民能否强健，则以公共卫生为准。"④国家卫生精英们希望通过收回检疫主权，加强卫生行政以强种兴国、一雪前耻。海港检疫是最重要的卫生行政，海关代办检疫的旧制亟应改变。

伍连德等人取得东北防疫的成功，东三省防疫体系建设亦成绩斐然，他

---

① 伍连德.近世卫生保健论[J].时兆月报,1929,24(5):9-10.

② 伍连德.公共卫生与民族复兴[J].教育旬刊,1934,11(2):22.

③ 杨念群.再造"病人"：中西医冲突下的空间政治(1832—1985)[M].北京：中国人民大学出版社,2013:146.

④ 胡鸿基.公共卫生概论[M].上海：商务印书馆,1933:1.

们与旧检疫体制、机构长期接触，对旧有海港检疫的弊端有所了解，于是对此提出改革建议。海港检疫主权与港政密切相关，应由中央统一管理，予以通盘考虑、逐步实施。海港检疫被视为最重要的卫生行政，近代海关代办检疫旧制已不符合国家发展的需要。国民政府应"先调查国内各海港检疫现状，再谋实行收归中央办理"，依据广州市1926年收回海港检疫成案，直接与税务司交涉收回办理，如汕头情形不同，一时不易办到，不妨暂任仍旧①。中央应先制定统一办法依法办理，根据各港不同情形采取不同的接管办法，以免酿成不必要的纠纷。薛笃弼提交了一份《筹设海港检疫所计划书》：

我国自海禁开后，对于入口船只向无检查机关，每年损失极巨。现本部为防止疫疬内侵起见，故有筹设海港检疫所之提议，其步骤拟先从调查入手，特派卫生专门人员二三人，前往各大海口实地考察，择定相当地点，筹备设立。兹将办法分列如下：

（1）地点先设上海、天津、广州三处，因我国海岸线甚长，港埠极多，同时并举财力未逮，择其重要三处先事筹备。

（2）建筑实地调查后，每处择定一适当地点为所址，绘具图说，设一完善之独立检疫所。

（3）设备。

①码头为停泊轮船之用。

②小火轮汽船。

③检验场备检验船员乘客之用。

④医院内设隔离病室（患传染病人住）、特别病室（有传染病嫌疑或带菌人住）、普通病房（普通病人住）三部。

⑤诊断实验室为诊断传染病及带菌人之用。

⑥冲洗浴场。

⑦消毒器具药品室储放消毒器具、药品之用。

⑧除虱房。

⑨船客暂住房。

---

① 薛笃弼.卫生部呈：第106号（中华民国十八年七月十一日）：呈行政院：为收回汕头市海港检疫权一案申述意见请鉴核由［J］.卫生公报，1929（8）：15-16.

⑩检疫员住宅。

⑪新式蒸汽洗衣房。

⑫火化场。

⑬其他自来水、阴沟及娱乐室。

（4）组织每所设所长一人，检疫员五人至十人，事务会计员若干人，佣工若干人，视事务之繁简而增减之。

（5）经费。

①调查及设计费约计五千元。

②开办费每所约计五十万元，三所合计一百五十万元，除各处原有检疫经费外，拟请中央支拨或援前内务部旧案商请海关筹拨。

③经常费每所每年约计二十万元，三所合计约六十万元（详细支付预算数须于检疫所成立后方可决定），第一年由中央支拨，第二年以后可由收入项下开支之。

（6）每年检疫费收入估计在六十万以上。

每所每月入口船数预计三百艘，每艘检疫及消毒费约计六十元，合计为一万八千元，三所每月共计收入总数五万四千元，全年以十二月计算，最少在六十四万八千元，至各种输出输入货物之检验费、消毒费，其数尤巨，因无从估计，故未列入。①

从上述计划书可知，薛笃弼认为，防止疫疬内侵，有必要兴办海港检疫，应进行实地调查后逐步实施，虽然施行检疫需大量经费投入，但是各项检疫收费也尤为可观。当时，海港检疫已为东西各国要政。民国初建，为维护国家主权、民族健康和对外商贸，可在上海、广东、天津三处先行设立检疫机关，然后再逐步推广。

国民政府为统一全国卫生行政起见，决心收回海港检疫主权。同时，逐步着手筹办海港检疫，积极推动从海关收回海港检疫主权。国际联盟于1930年7月组织东方海港检疫考察团考察东方各港检疫状况。考察团共由9人组成，中国应派2人，在6月27日以前齐集新加坡国联会卫生部东方分部，由前澳洲海港检疫所所长潘克博士领队。卫生局派张江樵医生先往南洋

---

① 薛笃弼.筹设海港检疫所计划书[J].内政公报,1928,1(7):3-5.

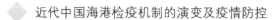

一带，然后转往英属考察，并发给该员赴新加坡旅费和每月考察津贴210元。①国际联盟卫生组织主任拉西曼博士应中国政府之请，来华协办中国各口岸检疫改组事宜，改组船只检疫事之计划有国际联盟专家按时来华之规定②。

1930年，国际联盟按照1874年维也纳国际会议订立的海港检疫条约，派遣拉西曼、蒲特罗等疫症专家，在伍连德、金宝善、蔡鸿等协助下，分别往上海、天津、青岛、安东、营口、广州、汕头、厦门等处调查海港检疫事宜。经过调查，由中国政府财政部、卫生部与海关总税务司梅士、各海港海关专员等代表共同协议，决定由中国政府独立设置海港检疫机构。国民政府拟在上海成立海港检疫管理处，授权其从海关洋人手中收回检疫主办权并进行日常管理。1930年5月26日，国民政府派伍连德接收上海海港检疫所。1930年6月28日，卫生部主持拟定并颁布了中国第一个全国性的《海港检疫章程》，以及《海港检疫消毒蒸熏及征费规则》《海港检疫标式旗帜及制服规则》，通令全国各口岸参照施行，这标志着中国开始正式收回海港检疫主权。③1930年7月1日，海港检疫管理处正式成立，直接归属卫生部管理，伍连德被任命为海港检疫管理处处长。1931年4月，卫生部缩编为内政部卫生署。卫生署修改《海港检疫处组织法》，将海港检疫管理处分总务、防疫医务、蒸熏等科，并设秘书、医官等，内定伍连德为处长。④

海港检疫管理处成立后，加快了收回海港检疫主权的步伐，具体情况如表4-1所示。1931年1月1日接收厦门海港检疫所。南洋华侨对厦门海港检疫所的建设贡献巨大，拟于短期内集款二十万元，完成一切建筑⑤。10月15日接收牛庄、安东检疫所，11月11日接收汉口等检疫所。伍连德南下视察海港情形，与汕头市政当局商洽选定张纶、陈少文、游剑池、黄季直、徐希仁等五人为汕头市海港检疫所筹备委员，以专职守。伍连德还派遣徐希仁到南洋，向侨商募集检疫所筹备经费。1931年4月30日，汕头海港检疫所所

① 卫生局派员考察检疫所制度[J].广州市政公报,1930(358):54.

② 来华膺府请改革海港检疫事宜[N].民国日报,1930-12-06(3).

③ 甄橙.医学与护理学发展史[M].北京:北京大学医学出版社,2008:219.

④ 海港检疫处组织法修改竣事[N].益世报,1931-08-11(3).

⑤ 厦门海港检疫所[N].京报,1931-01-11(3).

长徐希仁，向英国领事收回检疫权，取消出洋种痘费。①所有各地海港检疫所，除上海、厦门等处业已接收外，其余尚未接收。该署现为积极完成此项计划起见，拟于十月间，将先接收天津、青岛、安东等处检疫所，以资统一管理。原定1932年1月1日从海关税务司接收天津、大沽、塘沽、秦皇岛等处海港检疫所，改归上海海港检疫管理处管辖。但是因为发生天津中日纠纷案，被迫推迟至三月底。伍连德前往各处检查，并于1932年4月6日办理天津、塘沽、大沽、秦皇岛等处海港检疫事宜的移交手续。②

表4-1 我国海港检疫主权收回及机构设立概况

海港名称	时间	备注
上海	1930年7月1日	上海卫生公司移交蒸熏轮船事务
厦门	1931年1月1日	次日成立厦门海港检疫所
汕头	1931年4月30日	由潮海关收回
牛庄(营口)、安东	1931年10月15日	兼管地方公共卫生
武汉	1931年11月11日	1938年10月成为汉宜渝检疫所分所
天津、塘沽、大沽、秦皇岛	1932年4月6日	1936年合并成立津塘秦检疫所

资料来源：张大庆.中国近代疾病社会史(1912—1937)[M].济南：山东教育出版社，2006：102；上海出入境检验检疫局.中国卫生检疫发展史[M].上海：上海古籍出版社，2013：48.

1932年，青岛港务、公安、社会三局会同组设临时海港检疫所，以李毓成为所长、唐晋酥为副所长，内分总务、检疫、医疗、处置四组。③汕头检疫所原由西南政务委员会管辖，由潮海关按月拨支经费。1933年，兼代广东省建设厅厅长林云陔建议，为统一管理，应依照青岛港务局成例，收回港务机关，对检疫所实行直接管理。④直至1936年9月，海港检疫处从广州市卫生局手中接管广州检疫所。"查南石头地段，既据土地局查复，系以卫生

① 汕头海港检疫权收回[N].申报，1931-08-09(10).

② 北方四处海港检疫由伍连德办理[N].大公报，1932-04-07(7).

③ 青海港检疫所成立[N].申报，1932-06-18(7).

④ 潮汕港务局接管海港检疫所[J].广东省政府公报，1933(245)：104.

局海港检疫所名义登记，似应将契据移交。"[①]至此，我国海港检疫事务由海港检疫管理处统一管理。

---

①《卫生署派员接收广州海港检疫所》，1936年11月至1937年7月，广州市档案馆馆藏，档案号：全宗号：4-01，目录号：10，案卷号：255，第55页。

第五章　全国海港检疫机制的建立

南京政府时期，由于诸多原因，部省一级的领导还存在政权派系问题。亲美派的主要靠山是蒋介石的亲戚宋子文、孔祥熙，德日派的主要靠山是陈立夫、陈果夫。众多的传统中医在民国时期却很少有参与中央和地方卫生行政领导的职务。①南京国民政府逐步建立国家卫生行政体系，其中重要一环就是完善全国海港检疫机制。1930年7月，国民政府卫生部在上海设置海港检疫管理处，委任伍连德为处长，并颁布检疫条例，先后接收全国海港口岸的检疫所。②卫生检疫机构的渐趋完善，有利于疫情的防控，同时疫情防控也促进了海港检疫机制的日益成熟。

第一节　全国海港检疫机制的建立

1930年8月19日，国民政府公布了《海港检疫所组织章程》，它初步规定了海港检疫所的机构组成及职能、人员配置及其职责等内容，依照《海港检疫所组织章程》第九条制定了《上海海港检疫所顾问委员会组织章程》，对顾问委员会的职责、组成、性质等进行具体规定，顾问委员会由上海检疫所所长、上海税务司与1~3名港政人员组成，对各项检疫事务有建议之权，均为名誉职位，每三个月开会一次。③

---

① 刘荣伦,顾玉潜.中国卫生行政史略[M].广州:广东科技出版社,2007:202.

② 刘荣伦,顾玉潜.中国卫生行政史略[M].广州:广东科技出版社,2007:198-199.

③ 陈明光.中国卫生法规史料选编(1912—1949.9)[M].上海:上海医科大学出版社,1996:554-555.

海港检疫所组织章程

第一条　各海港检疫所（以下简称各所）直隶于卫生部，掌理检验船只，预防疫症传染事项。

第二条　各所设所长一人，兼任或荐任；医官六人至八人，荐任或委任，但荐任医官不得逾各所医官总额之半数；事务主任一人，荐任或委任；事务员十人至十六人，委任。

第三条　所长承部长之命，综理全所事务。

第四条　医官承所长之命，执行检验及其应办事务。

第五条　事务主任承所长之命，管理不属于医务之一切事务。

第六条　事务员承所长之命，事务主任之指导，分掌文书、会计、庶务等事项。

第七条　各所得酌用雇员若干人。

第八条　各所应设之隔离所，其办法呈由卫生部定之。

第九条　各所于必要时，得置顾问委员会。其委员由卫生部函聘与港政有关人员任之，但检疫所所长为当然委员。

前项委员会章程另定之。

第十条　各所办事细则，由所长拟呈卫生部核定之。

第十一条　本章程如有未尽事宜，得由所长呈请增改之。

第十二条　本章程自公布日施行。[①]

1930年9月18日，卫生部公布的《传染病预防条例》规定：在伤寒、斑疹伤寒、赤痢、天花、鼠疫、霍乱、白喉、猩红热、流行性脑脊髓膜炎等传染性疾病流行时，施行检疫预防事宜，包括舟车检疫、隔离检疫、清洁消毒、驱鼠灭蝇、埋葬尸体等内容。[②]1930年11月17日，罗西曼由京抵沪商谈交还中国各海港检疫事宜，他此次奉命来华访问伍连德，与其商谈海港防疫方针，并协助建筑防疫医院与购置隔离所设备。[③]

---

① 海港检疫所组织章程[J].卫生公报,1930,2(9):57-58.

② 陈明光.中国卫生法规史料选编(1912—1949.9)[M].上海:上海医科大学出版社,1996:555-556.

③ 海港检疫将交还中国[N].益世报,1931-01-18(3).

1931年，随着政府机构的整顿，将卫生部改为卫生署，隶属内政部，将原来5个司缩为总务、医政、保健3个科，署长刘瑞恒、副署长金宝善。1932年5月31日，国民政府公布《海港检疫管理处组织条例》，其规定了各海港检疫所的管理事项、机构设置、职员职责等内容，海港检疫管理处隶属内政部卫生署，掌管调查及设置事项，视察及改善事项，职务监督及考核事项，疫病和疫区的调查、指导、通告事项，各海港流行病的调查、统计、报告事项，以及国际检疫事项。①1932年的条例与1930年的《海港检疫所组织章程》相比，其对机构职能、人员分工的规定更为具体。1935年，行政院会议议决修改卫生署组织法，撤销海港检疫管理处，将由卫生署兼管海港检疫事宜。伍连德与刘瑞恒商议在卫生署内设处兼管海港检疫事宜，职员无多更动，所有各地之检疫事务所，仍照常工作②。1936年，卫生署由内务部领导改直隶行政院领导，署长、副署长仍由刘、金分别担任。卫生署对中央防疫处、东北防疫处、中央卫生试验所、海港检疫管理处行使指挥、监督的权力。③

第二节　疫病的流行与应对

　　海港检疫就是为了防止传染病由海陆空交通输入中国，各国还专门设立动植物检疫机关，防止动植物传染病症传入国内。此时，中国的海港检疫主要是防止传染病的输入与传播，最为注重的传染病有鼠疫、霍乱、天花、斑疹伤寒以及黄热病五种。

一、霍乱疫情及其防治

　　1931年，因长江洪水泛滥，造成霍乱大流行，蔓延32个省312个城市，

① 陈明光.中国卫生法规史料选编(1912—1949.9)[M].上海：上海医科大学出版社,1996：557-558.

② 海港检疫处奉命撤销[N].大公报,1935-11-12(4)；全国海港检疫处奉命办理结束[N].申报,1935-12-07(9).

③ 内务部卫生署组织法[M]//王云五.中华民国现行法规大全.北京：商务印书馆,1933：329-330.

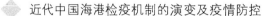

患者100600多人，死亡31000多人。①霍乱流行猖獗，南自广州，北至哈尔滨，以及内地如山西、陕西等省，均被波及，患此疫者共九万四千人，死亡三万一千人，凡设有检疫口岸，如上海、厦门、塘沽、天津等处，无一幸免②。

1931年9月，全国海港检疫处发表第七号防止霍乱报告：（1）八月三十日至九月五日之一星期间，本市发现之霍乱症候，较前忽见加多，不过均属轻微易治者，经调查报告，计华界四十八人，均已治愈，公共租界十一人，内有一人已死，法租界八人，亦均治愈，共计上周间，共有患者六十七人，死者仅一人而已。（2）按调查所得，汉口之来沪避难者，约计二万五千人，内有三分之一，不得居处，暂住临时收容所。近日各报对该所谣传颇多，而确非事实，因当局早已设法预防，故所内未见有霍乱症及其他传染病发现，患痢者虽有发现，然实非新病。查痢病系扬子江流域通常病症，不足为怪，卫生局局长胡鸿基及其警官助手等，对于该所医务，已负责办理矣。（3）汉口、南京及吴淞之检疫医官，已实施检验，各该埠出口及进口灾民，沪汉各轮船公司，亦皆热心协助，定可将传染病之输入，减至最低限度。（4）第一次救济水灾委员会开会，有华洋领袖一百五十人，到会发表，捐到赈款二百五十万元，拟定募捐之七百万赈款，以七分之一充卫生工作费用，关系实非浅鲜。（5）救灾会卫生防疫组主任刘瑞恒，已召集中外医药界领袖共谋防疫工作之方针，以冀经济而得实效。（6）自本年四月一日起，至八月三十一日止，据最近之统计，凡受打霍乱预防针者，数目如下：上海市四七四八九〇人，公共租界一三三七六一人，法租界四七七一九人，据详细调查报告，凡经受打防疫针者，绝无一人传及霍乱及其他传染病。③如报告所示，霍乱高峰期是8月30日至9月5日，汉口、南京、淞沪等检疫所实施检疫，并进行霍乱疫苗注射，在社会各界的努力下，疫情基本得到控制。

民国时期，厦门经常性发生霍乱。据张大庆不完全统计，在1912—1936

① 刘荣伦,顾玉潜.中国卫生行政史略[M].广州:广东科技出版社,2007:204.

② 伍连德,伍长耀.海港检疫管理处报告书:第三册[R].上海:上海图书馆,1933:1.

③ 全国海港检疫处防止霍乱报告(第七号)[N].申报,1931-09-12(14).

年，仅4年没有霍乱流行的记录。①1932年，厦门再次发生霍乱流行。据张泰山统计，1932年4—9月厦门临时霍乱医院收治霍乱病人327人，治愈256人，死亡71人，死亡率21.7%。②

1932年，厦门霍乱的发生比其他港口迟，应该是输入型霍乱。第一例霍乱病人来自安海县，此后病人多来自邻县，患者以贫民居多。此次流行期，自6月14日起，至10月15日止，共123日，患者计1648人，死者758人，死亡率约为46%。本所检疫医院收治197人，死亡49人，死亡率约为24.9%；中山医院收治318人，死亡69人，死亡率约为21.7%；其余之1133例，未入医院治疗，死亡640例，死亡率约为56.5%。本所检疫医院所收之病人，年龄在20岁至30岁者占大多数，计男性患者154人，死者42人，女性患者43人，死者7人，其中幼童、老人及有烟癖者，治疗状况均不甚佳。治疗方法，系施行盐水注射，计受注射者197人；受生理盐水注射者29人，死去8人；受过渗盐水注射者129人，死去39人；受生理盐水及过渗盐水各半注射者4人，死去1人；其余或服汤蒙氏药水，或服过氧化锰者35人，死去1人。至于注射盐水量，每次未有超过1500毫升者，计受注射1次者85人，无死亡；受注射2次者48人，死10人；受注射3次者15人，死7人；受注射4次者10人，死5人；受注射5次者2人，均死去；受注射6次者2人，均未死。本年预防霍乱工作，全赖本所与市卫生局协同办理，除宣传预防方法外，并专设免费注射所，计受注射者共5万人，内有2万人系由本所注射，此外如出口移民及来往旅客，亦由本所一律施以预防注射。③

表5-1　1932年中国各大城市霍乱病例情况

城市	人口（人）	病例（人）	死亡人数（人）	死亡率
上海	3125000	4296	318	7.40%
南京	620000	1516	257	16.95%

① 张大庆.中国近代疾病社会史(1912—1937)[M].济南:山东教育出版社,2006:22-24.

② 张泰山.民国时期的传染病与社会:以传染病防治与公共卫生建设为中心[M].北京:社会科学文献出版社,2008:144.

③ 王拱辰.厦门霍乱流行概况(民国二十一年)[R]//伍连德,伍长耀.海港检疫管理处报告书:第三册.上海:上海图书馆,1933:9-10.

续　表

城市	人口（人）	病例（人）	死亡人数（人）	死亡率
杭州	530000	659	64	9.71%
厦门	165000	1648	758	46.00%
广州	812000	1111	393	35.37%
汕头	162000	590	80	13.56%
汉口	778000	783	128	16.35%
青岛	368000	166	31	18.67%
芝罘（烟台）	131000	503	216	42.94%
天津	1400000	100	16	16.00%

资料来源：伍连德.鼠疫斗士：伍连德自述：下[M].长沙：湖南教育出版社，2012：553.

如表5-1所示，厦门的霍乱疫情最为严重。厦门人口基数相对较小，但患病率和死亡率是最高的。烟台、广州、南京次之，上海患病人数较多，但是死亡率却是最低的。由此可以推断，上海防治霍乱的措施较为成功。

1932年的霍乱疫情异常猛烈，从南往北经由牛庄向东北及内陆地区传播，牛庄一埠，人口有30万，同一年继上海、天津之后发生霍乱。幸事前已有相当之准备，关于卫生宣传、灭蝇工作、饮水消毒及检查进口船只等，皆尽力推行。6月24日第一例真性霍乱发现，而最后一例则发现于9月23日。故1932年霍乱流行期间，凡92日，总计患者66人，其收入海港检疫医院治疗者46人，死去16人，死亡率为24.24%，而所死16人中有6人入院后随即毙命。患者性别，在66人中，男性49人，女性17人。患者年龄在3岁至78岁，以30岁至34岁者为最多，计有14人。25岁至29岁及35岁至39岁者，计各有9人。传染区域多在平民最集中之处。至于受预防注射人数，计城中受注射者69026人，乡村7051人。此次霍乱流行，能如是轻微者，无非预先防范得力之功也。①

---

① 宋志爱.牛庄霍乱流行概况（民国二十一年）[R]//伍连德，伍长耀.海港检疫管理处报告书：第三册.上海：上海图书馆，1933：10-11.

牛庄检疫所较为重视卫生宣传，给饮用水消毒，检查来往船只。当霍乱发生时，又及时采取预防接种，所以霍乱疫情能在短时间内得到遏制。天津被宣布为霍乱疫港后，招商局新丰轮船违反检疫章程，船停泊在上海金利源码头被扣，招商局总办李国杰向伍连德致歉，"新丰大副姜长庆有违章情事"，责令姜长庆登门道歉，"惟新丰已定明日开驶出口，装载货物，即需结关，恳请允准放行，无任企祷，除再严饬各轮，务各遵照贵处检疫章程办理"。①

　　1930—1932年，上海每年夏天都会发生霍乱流行。然而上海情形特殊，上海的卫生管理当局分为三个：上海市卫生局及海港检疫所、公共租界工部局、法租界董事局。三个卫生当局各自为政，不相合作，不利于控制疫情。1930年6月，刘瑞恒在上海召集三方官员及医师，召开霍乱防治会议，采取办法加强三方合作：其一，设临时防止霍乱事务所与海港检疫处；其二，施行免费霍乱预防注射；其三，制定霍乱报告及记录表，分送各时疫医院，遇有霍乱患者即按其地址报告卫生当局。②上海市卫生局建议对舟车往来的旅客施行注射，最终却因筹设不及未能实现。1933—1936年，上海防止霍乱临时事务所每年发表防疫公告，积极进行注射霍乱疫苗等。值得庆幸的是，当时未发生霍乱流行，如表5-2所示。

表5-2　1930—1931年上海霍乱接种及霍乱病例与死亡人数

		1930年	1931年	1932年	1933年	1934年	1935年	1936年
霍乱接种	上海市	404675	534466	668403	545465	448551	474030	388593
	公共租界	66338	162989	173655	242069	211915	203254	166005
	法租界	66021	63874	64654	77879	80472	81720	108441
	铁路局					8687	8721	14095
	一年总数	537034	761279	906712	865410	749625	767725	977134
	霍乱病例	127	471	4281	0	3	0	0
	死亡人数	16	53	318	0	0	0	0

---

①海港检疫纠纷续志[N].申报，1932-07-27(14).
②民国十九年上海市霍乱流行之报告[J].中华医学杂志(上海)，1931,17(1):82.

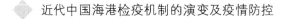

资料来源:伍连德. 上海之霍乱[J]. 中华医学杂志(上海),1937,23(7):991.

自从上海防止霍乱临时事务所成立以后,防疫事宜有所统筹管理,得以积极推进。上海市卫生局为防止市民传染霍乱疾病,选择黄金时段,而且用唱曲的方式在广播无线电台宣传防疫,特定于每星期六下午五时十五分起至六时止,请滑稽名家刘春山,在广播无线电台播唱预防霍乱歌曲,以冀引起一般民众注意,无线电台波长为1.62米。[①]为了防止疫情通过港口传播,伍连德拟定上海霍乱防控措施如下:

(一) 海港检疫

(1) 凡由外洋及沿海各埠开来之船只,均须由海港检疫管理处派员检查,如船上有霍乱或类似霍乱发生,该轮船公司经理人及该船船长,须照章呈报候验。

(2) 本年自霍乱发生后,天津、大沽、塘沽、大连、烟台、牛庄、厦门、汕头、香港等埠,均被宣布为有疫口岸,凡自各该埠驶来之船只,一律施以检疫。

(3) 所定检验船只规则。

①船只必须悬挂检验所旗号,由检疫医官及检查员等上船检验。

②检疫医官先见船长或船医,详询船员及旅客健康状况。

③检疫医官检查航海日记及熏船证书,如带有健康证明书,亦须检查。

④检疫医官令全船人等齐集受验,并点查船员、旅客人数是否相符。

⑤凡患病者,检疫医官须详加检验。

⑥检查员须遍察全船,将卫生状况报告医官。

⑦检疫医官若对于该船及其人员之卫生状况,认为满意,即发给交通许可证。

(4) 设船上有疑似霍乱病症发现,则照以下手续办理。

①不许与岸上交通,并派人在船上监视。

---

① 卫生局宣传预防霍乱[N]. 申报,1931-09-12(14).

②立将病人送往医院诊察，并予治疗。

③船上人员一律施行预防注射。

④该船用福美林消毒，必要时须用蒸熏。

⑤船上所储之水，用过氧化锰消毒之。

⑥该船于必要时，或须扣留数日，以便观察船上人员状况。

⑦于必要时，须检验粪便，以查明有无带霍乱菌者。

（二）陆上防疫

（1）公众注射所用之霍乱菌苗，均系当地所制，注射工作由公共租界法租界上海市三处卫生当局及海港检疫管理处主司其事，凡往青岛及各埠船只之船员及旅客，均由海港检疫处施行注射。

（2）上海全埠，设有时疫医院多所，以收治霍乱病人，其治法多用生理食盐或过渗盐水注射之。

（3）上海市卫生试验所及工部局试验室，对于诊断霍乱均有完美设备，诊断时除用显微镜检查及培养法外，更以凝结反应证明之。

（4）凡水源不洁之处，如池、井、河、塘之水，在可能范围内，一律施行消毒。

（5）用演讲、新闻、文字、电影等各种宣传，劝导民众，勿食生冷物品，勿饮不洁之水，养成个人清洁习惯，设有病时，宜立即往医院治疗，以免延误。

（三）中央防疫霍乱所

中央防御霍乱所为上海卫生机关与海港检疫管理处防御霍乱合作之总机关，以海港检疫管理处伍处长为主席，公共租界法租界上海市之卫生当局为委员，该所并设防疫、宣传两组，每两周轮流召开会议一次。

伍处长每周所发表之霍乱公报，亦属该所之工作，至八月十三日止已出公报十一次，将每周霍乱情形详细报告。

每周由海港检疫管理处将霍乱情形电告新加坡国际联盟东方卫生局，最

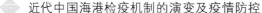

近并准备每周撮要直电日内瓦焉。

按此篇作于民国二十一年八月十三日，为应荷兰驻沪领事之请也。[①]

1932年9月初，上海霍乱疫情已得到遏制，天气渐渐转凉，自9月15日起对来自宁波的客船暂停检验，不再派员随船注射预防针[②]。

二、天花疫情及其防治

1931年11月23日，厦门又有剧烈天花发生[③]，直到1932年3月26日天花疫情才得到控制。按此次流行，以1931年12月为最烈，至1932年1月，其势始见稍杀，直至5月未再发现，计患者共671人，有289人死亡，死亡率约为43.1%。厦门检疫医院收治122人，有70人死亡，死亡率约为57.3%，医院死亡率所以较高者，因住医院之病人多属难治或将死之症。患者年龄多在20—30岁，占全数的39.3%，男性患者占61.5%，女性患者占38.5%。患者有35.2%未曾接种牛痘，有6.5%曾种痘2次。内有一病人，于24岁时种痘1次，并于发病前6日亦种痘1次。此外有一病人曾种痘3次。有一病人曾种痘数次，且于病前9日又种痘1次。病人住院日数，长短不一，按所收之122人中，内有25人均于入院后24小时内死去，更有于入院后两小时内死去者，其余病人住院一星期或两星期，凡身现紫斑者为不治之症，凡周身发痒者，其愈后情状均不佳。治法以调养为主，其外伤用各项消毒药水洗涤之，有数次施以194注射者，奏效甚速，但试用不多。预防方法，由本所尽力宣传种痘，并免费施种，检验进口船只、出口旅客，尤为注意，均须一律种痘，始准离埠。[④]

1931年，上海海港检疫处对来自厦门的船舶加强检疫，厦门近来天花传染病非常盛行，统计每日因患天花致死者达数十人之多，业已正式宣告厦门

———————

　①伍长耀.上海霍乱之防御[R]//伍连德,伍长耀.海港检疫管理处报告书:第三册.上海:上海图书馆,1933:7-9.

　②海港检疫处暂停检验甬来客船[N].民国日报,1931-09-06(10).

　③伍连德,伍长耀.海港检疫管理处报告书:第三册[R].上海:上海图书馆,1933:1.

　④王拱辰.厦门天花流行状况(民国二十一年)[R]//伍连德,伍长耀.海港检疫管理处报告书:第三册.上海:上海图书馆,1933:25-26.

为有疫口岸，凡自厦门开来船只，或途经厦门转驶来沪者，一律先行停泊吴淞口，听候医官检验后方可进港。[①]1935年，上海天花疫症较轻，只有少数几种疫症发生，病例也相对较少。1935年，上海天花患者及死亡情况，如表5-3所示。全年只有患者58人，死亡10人。

表5-3　1935年上海天花患者及死亡数目

月份	患者人数	死亡人数	月份	患者人数	死亡人数
1月	0	0	7月	2	1
2月	4	1	8月	5	0
3月	7	0	9月	1	0
4月	3	1	10月	2	1
5月	12	0	11月	4	0
6月	12	3	12月	6	3

资料来源：陈永汉.关于医务工作[R]//伍连德,伍长耀.卫生署海港检疫处报告书：第六册.北京：全国图书馆文献缩微中心,2008：73.

三、鼠疫疫情及其防控

1931年10月，山西鼠疫疫情严峻，死者甚多。[②]1932年，陕西仍有鼠疫肆虐，先是豫省边界于秋初发生此疫，鼠疫越山传入陕西，日死数百人，今二省罹灾者已达数万人。[③]1934年12月，吉林农安县鼠疫猖獗，染疫病死者甚众，截至本月十五日，已达八百余名，还有吉林的郑家屯、内蒙古的通辽等地，死者亦众。1935年，东三省洮安境内于八月间，东安境于九月初旬，先后发生鼠疫，传染甚速。[④]1935年入春以来，南平、龙岩、惠安各县相继发生鼠疫，病死者达数百人。由于乡民迷信颇深，不愿注射预防，结果疫情蔓延开来。八月以后，天气日热，疫气益盛，上游之建瓯、松溪、政和各

---

① 海港检疫处宣告厦门为天花疫埠[N].申报,1931-12-29(10).

② 明令救济晋陕鼠疫[J].观海,1931(5):175.

③ 陕境鼠疫蔓延[J].剪报,1932(7):140.

④ 东北又发生鼠疫[J].中华医学杂志(上海),1935,21(10):1176.

县，下游之莆田、龙岩、晋江、仙游各县，亦发生鼠疫。现均组织防疫会，以劝导式强迫居民注射预防针，并厉行清洁运动，奖励捕鼠①。又因政和、松溪、南平、闽侯各县溪水暴涨成灾，水退后污秽堆积，应更为注意防疫。1937年，福建又有十余县发生鼠疫疫情，闽南沿海一带疫情较烈，例如福清、晋江、惠安等县，据报告死亡人数有三四千人，实际数目恐在一万人左右，事实上往年死亡于鼠疫人数，恐亦相当，因在乡间，多未报告之故②。沿海疫情较烈的原因是因居民均种山芋，鼠在田里亦能生活繁殖③。

1931年，全国海港检疫处为防范鼠疫传播，添设验鼠科，聘请专家专门从事检疫货栈驳船、小轮内家鼠及其他啮齿类动物，如果发现鼠疫疫菌，就可以立即进行消毒。④1937年，厦门防疫会决定，全市各处免费注射，检查水陆交通，电省府请封锁惠安疫区，公路车经惠安站不停。⑤

① 闽南各县鼠疫[J].康健杂志(上海1933),1935,3(8):51-52.

② 福建之鼠疫[J].中华医学杂志(上海),1937,23(7):1032.

③ 闽鼠疫死亡近万[J].中医科学,1937,2(1):12.

④ 海港检疫处添设验鼠科[N].申报,1931-02-17(10).

⑤ 厦市防鼠疫[J].康健杂志(上海1933),1937,5(5):45.

第六章　近代中国海港检疫机制演变的原因及影响

鸦片战争之后，中国的一些沿海港口被迫开放为通商口岸。中国逐步沦为半殖民地半封建社会。近代海港检疫的形成及发展，离不开特定的时代环境，以及国内外各种因素的影响。海港检疫的创建和兴起对中国社会产生了深远的影响。首先，检疫章程的制定是由地方当局、海关、领事馆多方反复协调沟通的结果，不同于以往"金科玉律"的皇权思想，不失为一种进步。其次，加速了西方医学理论和技术在中国的传播，改变了中国人传统的卫生习惯和观念，推动了中国不断完善卫生防疫机构和建立近代卫生行政体制。最后，促进了中外医学的国际交流与合作，有助于提高中国的国际地位。本章围绕以上几个方面展开论述。

第一节　推动近代中国海港检疫机制演变的国内外因素

一、国内因素

中国近代卫生防疫事业的发展离不开伍连德、金宝善等杰出人物的贡献。还有杨廷光、戴芳渊、陈永汉、伍长耀、林家瑞、金乃逸等人为我国海港检疫事业的发展都做出了贡献。他们学习和借鉴欧美先进的海港检疫方法和经验，促进了中国海港检疫的发展，逐步与国际接轨。[1]

---

① 上海出入境检验检疫局.上海卫生检疫发展史[M].上海：上海古籍出版社,2012：48.

（一）杰出人物及其贡献

1.伍连德

伍连德是中国近代卫生检疫事业的先驱，是中国近代海港检疫的创始人。1903年，伍连德获得英国剑桥医学博士学位，学成后受袁世凯之邀，担任天津北洋陆军医学院副监督。此后不久，他被派往伦敦和柏林考察军事医学，与梁启超、胡适、辜鸿铭等多有交往。东三省疫情发生后，他经外务部施肇基推荐，领导东北防疫工作。伍连德熟谙细菌学、流行病学，他将所学本领进行了充分的应用。1911年1月，他在哈尔滨建立第一个鼠疫研究所。他不畏艰险，深入疫区调查研究。他力排众议实行交通管制、疫区隔离、焚烧尸体等措施，使疫情得到控制。由此，他受清廷嘉奖，被授予陆军蓝翎军衔及医科进士，蜚声国内外。1910—1911年，东三省鼠疫防治的成功使得清政府的国际地位有所提高。1911年4月，万国鼠疫会议在奉天召开，会上伍连德此次中国防治鼠疫的成功经验获得了一片赞誉。

辛亥革命后，东三省防疫事务管理处在哈尔滨成立，伍连德担任处长兼总医官。他还监督或指导建立哈尔滨、同江、三姓、大黑河、满洲里、牛庄等6所防疫医院和实验室。由于前期研究经验的积累，1920—1921年东三省第二次肺鼠疫流行，很快就得到了遏制。他积极主张参与国际卫生交流和学术交流，撰写了《论肺型鼠疫》《鼠疫概论》《中国医史》等论著。伍连德主张收回海港检疫主权，并积极建言。1930年7月1日，海港检疫管理处成立，伍连德任处长。经过多年努力，伍连德终于从外国人手中收回了海港检疫主权。

2.金宝善

金宝善是中国近代公共卫生学家。1911年，金宝善东渡日本，在东京帝国大学攻读医学与生物制品专业。1926年4月，他受洛克菲勒基金会资助，被派往美国约翰·霍普金斯大学进修公共卫生专业，并获得硕士学位。

1919年，金宝善从日本学成归国，担任中央防疫处生物制品技师，制造各种疫苗、抗生素及免疫血清，成为我国生物制品事业的先锋。在第二次东三省鼠疫中，金宝善身先士卒，奋战在长春至沈阳一线，直至疫情平息。金宝善在仕途上顺风顺水，从美国学成回国后组建杭州市卫生局并任局长，1928年夏代表南京政府接收北洋政府的中央防疫处并担任处长，1928年秋又被任命为卫生部保健司司长，后来还先后担任卫生署署长、卫生部次长等。

1928年12月，国民政府试行《全国卫生行政系统大纲》。金宝善先后在滇、湘、甘、宁、陕等省设立卫生处或实验室，在上海、南昌、广州、南京、杭州等市设立卫生局或卫生试验所，还负责建立部分边远地方的卫生机构。他先后建立了82所省市级卫生医疗机构，其中包括结核病、精神病、麻风病等专门性传染性医院。这些公共卫生医疗机构，奠定了中国近代公共卫生医疗发展的基础。1929年，他陪同以拉西曼为首的国际联盟卫生组织考察我国各海港的卫生机构和防疫情况，争取专家对我国防疫努力的认可，有利于中国收回海港检疫主权。1930年，金宝善主持制定了《海港检疫条例》，这是中国近代第一部全国统一的海港检疫章程。海港检疫总处成立之后，他还敦促政府收回了上海、厦门、汕头等地的检疫机构。抗战期间，他主持建立了汉宜渝检疫所，组织红十字会协助办理伤兵、难民的医疗救助；建立滇缅边境检疫所，在公路上设立流动医疗队和卫生站。他维护抗战大局，为抗战防疫做出了积极的贡献。

（二）政府的主导和推动

近代海港检疫由政府主导和推动的建设主要有机构设立和制度建设两个方面。实现海港检疫的现代性成为民国时期国家建设的重要内容和目标。回顾以往，近代中国海港检疫的建立大体经历了三个阶段：

第一，海关监管初期阶段（1873—1911）。海港检疫起始于1873年，当时为了防止东南亚霍乱等传染病传入，上海、厦门海关先后施行港口检疫。然而，此时海港检疫的主权掌握在外国人手里，全国没有统一的卫生检疫管理机构和法规，只有地方性海港检疫章程。1873年8月，江海关颁布《上海口各国洋船从有传染病症海口来沪章程》，规定了8条检疫实施条款。①紧随其后厦门关税务司哈喜士拟订《厦门口岸保护传染疫症章程》3条，并在1882年进行改订。1883年汕头海关也仿照施行。1894年香港、广州鼠疫流行以后，一些海关也相继设立检疫机构。1894年宁波、1895年天津、1898年营口、1900年牛庄、1902年汉口、1909年秦皇岛、1911年广州等港口都颁布了类似的检疫条例或章程。1910—1911年，东三省鼠疫流行期间，安东、芝罘、牛庄、天津等港口也陆续采取检疫措施，并修订检疫条例，这些无疑有利于控制霍乱、鼠疫等疫情。②

洋务运动兴起之后，清政府派遣幼童赴美留学，并派遣张德彝、李圭、郭嵩焘、容闳、陈兰彬、黎庶昌、刘锡鸿、曾纪泽、徐建寅、薛福成等人出使欧、美、日诸国，以实现"师夷长技以自强"。洋务运动虽然遵从"中学为体、西学为用"的方针，但也促进了"西学东渐"局面的发展。清末新政及预备立宪期间，清政府派出以载泽、戴鸿慈为首的五位大臣，还有随行的施肇基、熊希龄、夏曾佑、钱洵等人，分别考察东西洋诸国的政治制度。与此同时，西方的防疫法规开始不断植入中国社会，近代防疫随之兴起。1905年，清政府于巡警部警保司内设卫生科，标志着"防疫"这项国家职能开始得以执行③，这是中国近代卫生防疫事业发展的里程碑。

第二，海关监管后期阶段（1912—1930）。这时期，中国的反帝爱国主义运动进入新阶段，民族民主意识空前高涨，推动了海港检疫主权的收回。"中华民国"建立初期，检疫主权依然由外国医官所掌控。1912年，南京临时政府在哈尔滨设立东三省防疫事务总处，伍连德任处长兼总医官。北洋政府虽然于1916年颁布了《传染病预防条例》，但仍未能建立中央统一的卫生防疫体系，各海港章程依然自搞一套。1917—1918年，山西鼠疫夺走了16000人的生命，促成了1919年中央防疫处的成立。1920年10月，东三省第二次暴发肺鼠疫。伍连德利用多年的防疫经验，积极防疫，得以较快抑制

①《中国海关通志》编纂委员会.中国海关通志:第二分册[M].北京:方志出版社,2012:1104.

②黄光璧.中国近现代科学技术史[M].长沙:湖南教育出版社,1997:1092.

③焦润明.清末东北三省鼠疫灾难及防疫措施研究[M].北京:北京师范大学出版社,2011:148.

疫情。1922年12月10日，北洋政府成立青岛卫生检疫所，建立初名胶澳商埠督办公署海港检疫所，隶属胶澳商埠港政局。1923年，青岛卫生检疫所收归地方政府管理。在省港大罢工的影响下，1926年，广州市卫生局收回广州海港检疫所的卫生检疫权。1928年，国民政府行政院下设卫生部，试图建立统一的中央卫生行政体制，整顿全国海港检疫。①

第三，南京国民政府统管时期（1930—1949）。这一时期又分为三个时段：中央统管初期（1930—1937）、全面抗战时期（1937—1945）、中央统管后期（1945—1949）。1930年6月28日，卫生部颁布近代第一个全国性的《海港检疫章程》及相关检疫规则，并通令全国各口岸分别施行，这标志着我国正式收回海港检疫主权。②1930年7月1日，国民政府卫生部在上海成立了海港检疫管理处，同时收回上海海港检疫所，任命伍连德为处长并兼任上海检疫所所长，统一管理全国各海港检疫事务。1931—1936年，陆续收回了厦门、牛庄、安东、天津、塘沽、秦皇岛、汕头等海港检疫所。在收回海港检疫主权之后，中国政府加强了海港检疫机构和规章的建设，并有所建树。

1937年，全面抗战爆发以后，日本强占并接管各海港检疫机构。例如，1938年日军第二次侵占青岛后，将海港检疫事务交由日伪青岛市海务局检疫科管理，另在小港码头增设检疫站。国民政府控制的检疫所仅剩武汉检疫所，后来改称为汉宜渝检疫所，并开始兼办滇边检疫事务。为了军事需要和防控传染病，在中越、中缅陆路交通干线设立流动医疗防疫队和公路卫生站。1939年设立蒙自、腾越检疫所，1940年2月，又成立畹町检疫所。③其后中印航线空运频繁，遂于1943年7月开办航空检疫，此为中国航空检疫之肇始。

1945年，抗战结束后，国民政府收回各海港检疫主权，增设青岛、福州、海口检疫所，改组汉宜渝检疫所，将其更名为长江检疫所，兼办九江、

---

① 张大庆.中国近代疾病社会史(1912—1937)[M].济南:山东教育出版社,2006:101.

② 邓铁涛,程之范.中国医学通史:近代卷[M].北京:人民卫生出版社,2000:345.

③ 青岛市史志办公室.青岛市志·卫生志[M].北京:新华出版社,1994:61.

湖口的鼠疫检疫，在东北设大连检疫总所，下设营口、葫芦岛分所。①台湾地区光复后，检疫工作归该省交通处接收，成立台湾地区检疫总所，下设基隆、淡水、台中、旧港、布袋、安平、台东等海港检疫所。1946年3月20日以后，国民政府卫生署陆续公布实施了《交通检疫实施办法》《海港检疫所消毒蒸熏规则》《海港检疫所组织章程》《卫生检疫所交通检疫征费规则》《海港检疫所仓库货栈蒸熏除鼠及消毒征费规则》等。上述规定对检疫所组织机关的建制、权利、义务均做了明确的规定。另外还制定了《航空检疫章程草案》。1949年4月，国民政府首次设置陆路卫生检疫机构。由此形成了中国陆、海、空卫生检疫工作全面开展的新格局。1949年7月，撤销台湾地区检疫总所，其所属各海港检疫所直属卫生处。中华人民共和国成立后，中央人民政府卫生部在防疫处设检疫科，接管了全国海港检疫所。津、塘、秦检疫所由卫生部直接领导，其他各所均由大区军政委员会的卫生部门领导。

（三）民族主义爱国运动的推动

近代以来，中国的海港检疫主权长期被外国控制。但是外国医官把持海港检疫，他们只关心商业贸易的利益，采取简单落后的隔离方法，甚至有时纵容放行染疫船只，对疫情传入中国漠不关心。甲午战败之后，中国民族主义兴起，救亡图存运动兴起。先进的知识分子普遍认为，只有加强卫生检疫，才能实现"强国""强种"。辛亥革命以后，爱国民主运动进入新高潮，检疫主权的意识显著提高。以伍连德为代表的爱国人士不断呼吁，满怀热情地要求中国政府收回海港检疫主权。南京国民政府时期，在爱国主义热潮和民族民主革命高潮的推动下，人们的公共卫生习惯有所改善，中国的卫生防疫事业也得到了发展。

1.省港大罢工

近代以来，广州并未设置海港检疫机构，检疫事务是由粤海关的船务厅派医官办理。而外籍检疫医官对入境的中国人往往采取歧视性措施，故意刁

---

① 卢希纯.中国出入境检验检疫初探[M].沈阳:辽宁人民出版社,1999:39.

难和侮辱，令人愤怒。当海港检疫主权受到帝国主义的肆意践踏时，中国政府却是忍气吞声。1924年1月，国民党一大的召开标志着国共合作的实现。"联俄、联共、扶助农工"的三大政策成为国共合作的基础。第一次国共合作开创了中国民族主义革命的新局面，促进了工农运动的蓬勃发展，迎来了第一次国民大革命的高潮。在国民大革命高潮的推动下，中国人民取得了东征、五卅运动、省港大罢工等反帝反封建民主革命运动的胜利。

五卅惨案发生后，全国各地工人、学生以罢工罢课的形式，声援上海人民的反帝斗争。1925年6月19日，省港工人举行了大罢工。1925年7月1日，广东革命政府经改组后成立，成为革命统一战线的政权。五卅惨案发生后，全国各地工人、学生以罢工罢课的形式，声援上海人民的反帝斗争。1925年6月19日，省港工人举行了大罢工。省港大罢工期间，香港的对外贸易被封锁。由于实行单独"对英政策"，其他各国的商船纷纷开往广州，使得广州港的贸易航运一度甚为繁荣。①随着广州港口船舶数量的急剧增加，原有海关船只检疫已难以满足需要。广大船商强烈要求中国政府收回广州港的检疫权。据刘荣伦所述，此时，广州委员会委员长伍朝枢便乘机指令广州市卫生局局长司徒朝负责筹建广州市海港检疫所，并收集欧美资料结合广州实情拟定了《广州市海港检疫条例》。②1926年9月，该条例颁布实施，但是有的外国船舶拒绝接受检查，擅自驶入港口。省港罢工委员会得知这一情况后，支持和发动码头工人拒绝为英国"富州"号商船装卸货物，致使该船货物滞留十多天，迫使该船船长亲自到检疫所认错认罚。听到这个消息，广大民众深受鼓舞，广州港检疫终于不用仰人鼻息了。虽然帝国主义并不甘心，并四处兴风作乱，但是有省港工人和广大人民群众的支持，广州海港检疫所正式获得国际上的承认。这无疑显示了广大工人和革命群众的伟大力量。

2.清洁卫生运动

公共卫生是为了维护大众的身体健康，公共卫生建设有利于预防传染病的传播。同时公共卫生事业具有政治化的因素。清末政府举办卫生事业是迫

---

① 曲金良.中国海洋文化史长编:近代卷[M].青岛:中国海洋大学出版社,2013:95.
② 刘荣伦.胜利行使海港检疫自主权[J].羊城古今,2012(3):27-28.

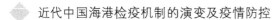

于外交压力，或是政治体制改革的需要，还反映了救国强种的社会需求①。例如，在清末东北鼠疫防治中，清政府为防疫可谓尽心尽力，其最初是迫于国际舆论的压力，同时为了避免列强乘机夺取防疫主权。②卫生运动的直接目的是清洁、防疫，但其背后隐藏着国家政权对民众身体的控制，以及证明其国家政权的合法性。③显然，公共卫生不仅仅是用科学所能解释的，其中蕴含着政治、文化等因素。

民国时期，按照1928年5月30日国民政府内政部颁布的《污物扫除条例》④和1928年6月9日的《污物扫除条例施行细则》⑤，各地各级机关在每年的5月15日和12月15日举办清洁卫生运动，主要开展清理沟渠、推广公厕、清除垃圾等活动。在1929年的《卫生运动宣传纲要》中讲道，卫生关系民族的盛衰，如果我们要使我们的民族永远生存，永远不受帝国主义者的压迫而灭亡，我们就要……努力地去实行家庭卫生、社会卫生和个人卫生⑥。由此可见，卫生运动将国民的身体健康政治化，以促进公众的健康进而实现民族的发展为诉求，最终实现救国强种的远大目标。

全国各地都在厉行卫生运动，普及卫生教育。《新光》《新民》《新运月刊》等对清洁卫生运动进行了大量宣传。但是，仅有少数地方取得了成效，如南京、上海、广州、武汉、北平等地。其余地方少有成效，这固然是经济的问题，同时也是推行方法的问题，再加上民众方面又不十分注意，好像无关痛痒⑦。正如朱慧颖所述，卫生运动并不意味着只是打扫街道和除蚊灭蝇这些简单活动，而应是提高民众对疾病与卫生的认识，形成现代的国民卫生运动。⑧

---

① 尤济华.什么叫做卫生运动[J].卫生月刊,1934,4(3):111.

② 胡成.医疗、卫生与世界之中国(1820—1937)[M].北京:科学出版社,2013:226.

③ 吴章,玛丽·布朗·布洛克.中国医疗卫生事业在二十世纪的变迁[M].蒋育红,译.北京:商务印书馆,2016:110.

④ 污物扫除条例[J].卫生月刊,1929(5):28-29.

⑤ 污物扫除条例施行细则[J].卫生月刊,1929(5):29-31.

⑥ 卫生运动宣传纲要[J].自治,1929(30):11-12.

⑦ 谭焕章.卫生运动与卫生教育[J].新民,1936,2(1):64.

⑧ 朱慧颖.民国时期的卫生运动初探:以天津为例[M]//余新忠.清以来的疾病、医疗和卫生:以社会文化史为视角的探索.北京:生活·读书·新知三联书店,2009:369.

3.国内社团组织的推动

战争造成巨大的伤亡，尸横遍野。同时疫疠盛行，不断增加的难民食不果腹，容易遭到疾病的侵袭，各地应加强难民的防疫工作。中国红十字会国际委员会联合中华医药会、工部局卫生处等团体，组织防疫委员会，普遍施射防疫针，以防患未然。该会以各收容所中难民集居一处，疾病传染甚速，特设立诊所，及巡回治疗车①。中国红十字上海国际委员会，鉴于收容所难民麇集，采取了一些防疫措施：除在收容所办理消毒，并备大浴缸，供难民入浴外，特设一防疫组，并购买大量霍乱伤寒混合苗，足供十二万人之用，请中华医学会派员轮赴各所，为难民注射疫苗；还组织了防疫注射队三队，将给上海三十万难民注射疫苗；此外又在各难民医院，增设多处隔离医院。②

中国红十字会救护总队在抗战时期发挥了重要作用，组织许多爱国医务技术人员投入抗战前线的救助事业，1942年以后成为中国战场医疗救助的主力军。③淞沪会战爆发后，中国红十字会组建了临时医疗救护委员会。可悲的是，由于战事紧急，许多医护人员和伤员未来得及转移，或在转移途中被杀害。随后，幸存的医护人员退至汉口组成救护队，由林可胜担任总队长。1938年5月，卫生署要求救护总队组建医疗培训所，以满足卫生、防疫、救护的需求。1938年10月，汉口沦陷，培训所和救护总队几经迁移，先后经过祁阳和桂林，最后于1939年2月在贵阳图云关重建总部，由此图云关成为"中华民国"政府的战时医疗中心。救护总队下设总队长办公室、医务股、材料股、运输股和总务股，下辖9个大队、若干中队、100多个小队，参与各项战时卫生防疫与医疗救护工作。④

此外，全国各界社会团体都积极参加抗日宣传，开展救灾防疫和社会救

---

① 国际红会推动防疫[J].中国红十字会月刊,1938(34):25.

② 办理难民防疫工作[J].中国红十字会上海国际委员会救济月刊,1938,1(1):7-8.

③ 华璋.悬壶济乱世：医疗改革者如何于战乱与疫情中建立起中国现代医疗卫生体系(1928—1945)[M].叶南,译.上海：复旦大学出版社,2015:100.

④ 薛庆煜.记中国红十字会救护总队与战时卫生人员训练所[J].中国科学史料,1999,20(2):160-176.转引自:邓铁涛.中国防疫史[M].南宁:广西科学技术出版社,2006:321.

济等工作。国民政府先后成立了非常时期难民救济委员会、赈济委员会，负责难民收容、转移与救济工作。众多民间团体也积极参与社会救助，其中上海难民救济会、中国救济妇孺总会等都发挥了重要作用。位于北平的中国救济妇孺总会留养妇孺有千名之多，为预防发生疫疬，向各省旱灾救济义赈索取药品，永安堂向该会捐助万金油等药品。①其中也不乏宗教界社团组织，例如中国基督教男青年会、女青年会，在上海、广州、桂林、重庆、昆明、贵阳等城市都成立了"学生公社"和"学生服务处"，对内迁学生开展救济、服务工作，同时积极投入难民救济工作。

4.国内时局的影响

国内的政治环境不同，海港检疫的实施状况也会有所不同。晚清，清政府腐败无能，被迫打开中国的大门，列强攫取了海关及海港检疫的特权。当时的海关检疫制度大都从欧美殖民国家引入。1863年，英国人赫德在控制海关后，最早派外籍医官在中国口岸施行检疫。但是当时的海港检疫只是地方性和局部性的。洋务运动时期，虽然清政府开办洋务学堂，向西方学习，但多是学习西方的工业、军事科技，较少触及卫生医疗。不论是派遣留学生，还是出使考察，都鲜有介绍和了解。甲午战败以后，洋务运动宣告失败，也彻底扭转了中日国际关系的格局。先进中国人在寻求"强国御辱"之道的过程中，逐渐意识到"病夫"才会导致"病国"，开始将卫生和国家、民族的存亡联系在一起。再则租界区和华界的卫生设施、环境及治疗存在天壤之别，国人的卫生观念逐步发生变化。1905年，清政府在巡警部警保司下设卫生科，标志着中国专管公共卫生的中央机构诞生。清末东北鼠疫的发生，将清政府置于国际舆论的风口浪尖，中医在与西医的防疫较量中败下阵来，中医的传统地位受到挑战，清政府在政府层面上接受了西医的合法地位，也接受了西医的防疫方法和措施。

民国初元，东三省防疫事务总处成立，成为我国第一个自办的、正式的防疫机构。北洋政府时期，军阀割据，导致防疫制度难以在全国推广，但是防疫制度建设依然有所进展。1916年3月12日颁布的《传染病预防条例》

---

① 妇孺救济总会预防疫疬发生[J].妇女月报,1935,1(6)25.

成为全国第一部公共卫生法规。1919年3月成立的中央防疫处，成为第一个隶属中央的现代医学研究及管理机构。南京国民政府成立后，开始强化对地方的卫生控制。1928年11月，卫生司升格为卫生部，同年12月颁布《全国卫生行政系统大纲》，加强地方卫生行政建设。1930年6月，卫生部拟订《海港检疫章程》，并开始逐步从列强手中收回海港检疫主权。1931年九一八事变后，日本人进入东北，东北的检疫主权落入日本人之手。1937年七七事变后，日本全面侵华，致使各海港检疫主权逐渐丧失，最后卫生署仅在重庆设立汉宜渝检疫所。1941年太平洋战争爆发后，南洋移民内迁，造成沿海港口霍乱疫情流行。抗日战争胜利后，因大量军人复员以及民众回迁，导致霍乱再次大流行。据国民政府统计，患者共54197例，死亡15460人。[①]

二、国际因素

清末民初以后，中国政府逐渐重视卫生防疫的国际合作，认真学习和考察各国检疫情况，努力改进防疫工作。清末，政府成功主办了国际鼠疫大会。民国初年，中国代表参加了巴黎细菌学会议和日内瓦海港检疫会议。中国政府积极参与国际联盟的相关工作，参加由国际联盟组织的海港检疫考察团，加强与设在新加坡的东方事务局的疫情交流和共享。

（一）参与国际联盟卫生组织的交流及合作

国际联盟卫生组织设有专门的疫情和生命机构，负责搜集和分析各国传染病的发生和流行情况。它设有专门的卫生委员会，聘请专家参与预防疾病工作，有助于推动世界公共卫生的发展。抗战以前，中国政府与国际联盟已有所合作，主要是国际联盟协助中国加强公共卫生设施建设、制度建立、观念推广、疾病防治等。中国在卫生防疫体系初创时期就得到了国际联盟卫生组织的指导和帮助。[②]

① 刘荣伦,顾玉潜.中国卫生行政史略[M].广州:广东科技出版社,2007:204.

② 张大庆.中国近代疾病社会史(1912—1937)[M].济南:山东教育出版社,2006:103.

1.与东方事务局的合作与信息共享

1930年以后，中国的海港检疫主权逐步收回，检疫事业取得稳步发展。中国的海港检疫走向国际是大势所趋，不仅可以学习西方先进的防疫经验，提升和改进中国传统的防疫方法，还可以在交流中促进合作，从而提高中国的国际地位。伍连德推动选派医官出国学习深造以及考察交流，为国际合作培养了人才。

国际检疫合作最主要的是要实现国家间疫情的收集与共享。提高检疫的效率和功能，有赖于及时准确地获得疫情情报。中国在逐步收回海港检疫主权的同时，也逐步扩大了对外联系的空间。伍连德积极推进与国际联盟卫生组织的各项合作，其中包括疫情通报业务，改变以往国际检疫合作几乎为零的局面。1933年3月21日，伍连德参加了国际联盟卫生组织东方事务局顾问委员会会议，提出了增加疫情通报港口的要求。同年11月，东方事务局主任巴克博士来沪商定改变疫情通报和传递的方法，决定自1934年1月起中国各港在流行期间每周以无线电报告一次，疫终后不再报告，而新加坡东方事务局除每周以无线电报告外，还须以书面方式寄送至中国各检疫所及其他合作各处。[①]海港检疫管理处则对外承诺提供上海地区的疫情周报，还创办《中国各港传染病周报》，收集中国各港每周疫情，以便各处共享。此外，对10种法定的传染病有特殊规定，海港检疫管理处要求各海港检疫所每周上报当地疫情，以及上报全年的病例数。在当时信息技术和交通运输不太发达的时代，建立国际间的疫病情报网和国内疫情报告机制，对防控疫情尤为重要，它不仅可以及时准确地传递疫情信息，而且有助于提前做好疫情防控的准备，大大降低了疫病传播扩散的概率。

抗日战争爆发后，中国的海港检疫业务被迫中断。抗战胜利后，中国政府与新加坡东方事务局恢复了协作关系，继续共同收集和分享疫情情报。

2.国际联盟防疫队

1937年5月初，国际联盟卫生组织第25届会议提出了进一步加强与中国

---

① 上海出入境检验检疫局.上海卫生检疫发展史[M].上海:上海古籍出版社,2012:49.

合作、交流的计划。但迫于中日发生全面战争，国际联盟原定的技术合作计划被迫暂时搁置。由于战争有导致传染病疫情恶化的可能，中国政府陷于战争，疲于应付。1937年9月21日，中国驻国际联盟代表郭泰祺提交了一份报告，说明战争给中国人民带去了灾难，中国的医药与卫生器材紧张、卫生设施不足，难以有效控制疫情，同时大量难民流亡会造成疫病进一步传播，并有可能波及邻国，请求国际联盟增派医疗人员来华协助防疫。应中国的请求，1937年冬，国际联盟卫生组织决定对华进行医疗援助，并由卫生组织拟定防疫计划，并征得中国政府的同意。自1937年11月中旬起，提拨经费，陆续派遣3个防疫队前来中国。组织防疫组，遣派各防疫专家来华，分别在西北、长江流域及华南三处实施防疫工作①。1938年，国际联盟防疫队由香港进入广东，然后转程赴汉，分发各区服务②。

其中，国际联盟防疫队第三分团被派驻广西，拉斯内任监察长。广西壮族自治区政府任李廷安为常驻分团办事处的代表，他与拉斯内共同负责办事处事务，并指导全省卫生防疫事务。办事处下设疟疾研究室，负责研制防治疟疾疫苗工作，姚永政主持实验室工作。实验室成为广西地方政府和国际联盟防疫团合作的典范，为其他省区的防疫合作做出了榜样。据拉斯内记述，1938年3—9月，实验室取得了一些成就：生产了天花疫苗225250剂，其中有140660剂未制成成品；生产了霍乱疫苗338440剂，其中160000剂未恢复研制；生产了伤寒疫苗34580剂，其中5000毫升没有恢复研制。③据国际联盟防疫第三分团的调查，广西壮族自治区99个县中有25个县为疟疾重灾区，1938年全省患疟疾死亡人数占总死亡人数的17%，1939年武鸣省立医院收治患疟疾人数为1444人，但是未得到医院收治的人数远大于这些收治人数。④随着国际联盟防疫团专家的进一步研究，发现了疟疾的策源地和痢疾病例，并依据多年田野调查和实验研究，绘制了广西全省的疟疾和疟蚊分布

---

①　国联防疫队华南防疫组来桂[J].广西健社医学月刊,1938,3(6):577.

②　国联防疫队现入粤赴汉[J].广西健社医学月刊,1938,3(6):574.

③　钟文典.抗战防疫进行时:国联防疫分团在广西(1938—1940)[M].南宁:广西师范大学出版社,2014:41.

④　钟文典.抗战防疫进行时:国联防疫分团在广西(1938—1940)[M].南宁:广西师范大学出版社,2014:53.

示意图，后在全省推广使用奎宁药物治疗，取得不错疗效，但由于药物需求量过大，难以实现全面防治的目标。

与此同时，国际联盟防疫队第三分团还积极防治天花、霍乱、伤寒、鼠疫等传染病。1938年2—5月，梧州有26694人接种天花疫苗，达到当时总人口的1/3，随后继续向其他地区推进，疫苗接种具体情况如表6-1、表6-2所示。

表6-1　1938年6—9月广西部分地区天花疫苗接种情况

县市 \ 人数 \ 时间	6月	7月	8月	9月	合计
南宁	16981	7923	12968	2512	40384
桂林	15075	37317	35781	4927	91098
梧州	17903	20229	47616	94640	180388
铁路	—	—	10000	—	10000
合计	49959	65469	106365	102079	321870

资料来源：钟文典. 抗战防疫进行时：国联防疫分团在广西（1938—1940）[M]. 南宁：广西师范大学出版社，2014：123.

表6-2　1939—1940年霍乱、伤寒等疫病诊治人数总况

年份 \ 诊治人数 \ 疫病	霍乱	伤寒	赤痢	鼠疫	流行性脑脊髓膜炎
1939年	228933	6097	3518	4983	16644
1940年	113970	1463	5811	—	47474

资料来源：钟文典. 抗战防疫进行时：国联防疫分团在广西（1938—1940）[M]. 南宁：广西师范大学出版社，2014：124.

在防疫人员的大力宣传下，民众的疫苗接种意识有所提高。防疫员采用在公共场所、住家，甚至上到船夫舢板进行疫苗接种，这种方式便利了民众，受到普遍欢迎。但是，由于当时条件所限，疫苗及药物供应严重不足，

阻碍了防疫工作的开展。其他传染病的防治工作也在开展之中，并取得一定成效。

1938年，中国防疫队直接参与各项防疫工作，并于1939年起逐渐取代了国际联盟防疫队的相关工作。1940年以后，世界反法西斯战争进入艰苦阶段，欧洲局势渐趋紧张，自顾不暇。到了1941年底太平洋战争爆发以后，所有国际联盟卫生组织的在华合作及技术援助宣告停止。

（二）洛克菲勒基金会的资助

中国最早接触到的基金会是洛克菲勒基金会，其最早最重要的援助对象也是中国。[①]洛克菲勒基金会在中国又被称为"罗氏基金会"。小洛克菲勒任基金总裁，他秉持疾病是人类公敌的理念，首先集中资助战胜疾病的研究，例如当时流行的钩虫病、疟疾以及黄热病。经过多年的考察和研究，罗氏基金会把中国作为重点援助对象。1914年11月30日，洛克菲勒基金会在中国建立分支机构——中华医学基金会，由它代表罗氏基金会处理在华医疗援助事务，主要着手农村医疗卫生建设、培养医学精英队伍、医学教育研究以及医药制度的建设与合作。鉴于中国卫生医疗落后、卫生教育和卫生技术人才缺乏，以及之前建立的教会医院资金少、设备差、教员缺乏的状况，最终基金会选择在北平接收协和医学堂，在上海新建医学院，还向湘雅医学院、齐鲁大学医学院等提供资助。截至1921年6月30日，基金会一共资助了30个教会医院和1个中国人自办医院。据统计，1913—1951年，洛克菲勒基金会对华援助金额达6000万美元，其中4400万美元用于协和医学院，还资助了600人到国外进修。[②]

洛克菲勒基金会一直支持以约翰·霍普金斯大学医学院为模板，进行设计和建立协和医学院，耗资最为巨大。协和医学院开设了细菌学和传染病学专业，成为中国最早建立此类专业的医学院之一，为近代中国培养了一批卫生、防疫人才。例如，汤飞凡是中国著名的微生物学家，他曾于1921年赴

① 资中筠.财富的责任与资本主义演变:美国百年公益发展的启示[M].北京:生活·读书·新知三联书店,2015:270.

② 梁碧莹.近代中美文化交流研究[M].广州:中山大学出版社,2009:170-171.

协和医学院细菌学系进修。后来，他发现并成功分离出沙眼衣原体，因此他被称为"衣原体之父"。他还为消灭天花做出了杰出贡献。还有金宝善，他在洛克菲勒基金会的资助下，得以在美国约翰·霍普金斯大学医学院进修，并学成归国为国效力，成为中国近代著名的公共卫生学家。

洛克菲勒基金会国际援助的领域主要集中在流行病控制、公共卫生机构、医学教育和自然科学。洛克菲勒基金会在中国通过发展医学教育，扩展到在主要的教会学院和中国机构里加强自然科学研究。协和医学院的发展让中国人看到了现代教育和研究设施的爆炸性发展，促进欧美其他机构与中国学术界的联系，促进中国政府加大教育及科研投入。洛克菲勒基金会的对华援助，体现了文化国际主义精神，然而它并没有取代传教士的作用，而是培养了世俗的知识关系，这种关系由此支配了中美文化关系。

（三）日本因素

近代日本的卫生新政对中国产生了一定的影响，但是绝未达到照搬日本模式的程度，北洋时期对日本卫生制度的引建主要和当局的政治倾向有关。高晞否定过度强调日本的影响，忽视早期西方影响的观点，得到了余新忠的认同，但余新忠仍坚持认为，在甲午战争之后，促使中国社会主动关注卫生的动力可能主要来源于日本，机构名称的使用也较多受到日本的影响。①

鸦片战争之前，欧美传教士不仅带来了西方人对中国传统卫生的理解，还传播了近代卫生防疫知识和理念。晚清在自强和求富的洋务运动中，先后派遣人员访问和考察欧洲、日本、美国等地，就是此时较多地介绍了欧洲、日本、美国等地的近代卫生制度，日本只是考察和学习的一部分。甲午战败后，有识之士看到了日本学习西方所取得的成就，试图仿效日本，以日本为榜样，从而扩大了日本在中国卫生近代化过程中的作用。何如璋的《使东述略》记述了日本人重视清洁房屋、打扫街道。②《郭嵩焘日记》中较为详细地介绍了日本政府的机构设置，卫生局只是从属于内务省的一个机构，这一

---

① 余新忠.清代卫生防疫机制及其近代演变[M].北京:北京师范大学出版社,2016:40-41.
② 何如璋.使东述略[M].长沙:岳麓书社,1985:91.

设置并未让中国引起太大的重视。①黄遵宪的《日本国志》对日本内务省的卫生局及地方警察制度的卫生职能有所记载，但所记甚少，也不易引起注意。②

罗芙芸的《卫生的现代性：中国通商口岸卫生与疾病的含义》中说：卫生曾经是一种自信的、中国式的"长生之道"，与中国文化密切相连，在近代，卫生一词的内涵不仅仅在中国一地发生了变化，中国和西方的语义转变是相似的，但两地有着完全不同的社会和政治寓意。③由此可见，在西方的影响下，近代中国卫生检疫制度化有其独立的发展轨迹。

第二节　近代中国海港检疫机制演变的影响

在施行海港检疫的过程中，中外思想发生激烈的碰撞。中外卫生观念差异巨大，对海港检疫措施的理解不同，造成部分中国民众批评和抵制海港检疫，甚至造谣生事。随着时间的推进，耳濡目染西方的防疫效果后，中国民众对西医的态度和卫生观念渐渐发生了改变。

一、促进思想解放和卫生观念的转变

（一）"清洁""身体"意识的增强

1.近代清洁观念的生成

近代以前，国人对不洁和疫病已有所认识。他们认为疫病源于戾气，就是由四时不正之气混入尸气、秽气等而形成。若要避免疫病，就要涤秽、清

①郭嵩焘.郭嵩焘日记:第3卷[M].长沙:湖南人民出版社,1982:319-320.

②黄遵宪.日本国志:卷14[M].上海:上海古籍出版社,2001:164.

③罗芙芸.卫生的现代性:中国通商口岸卫生与疾病的含义[M].向磊,译.南京:江苏人民出版社,2007:5-6.

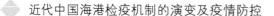

洁。有时官府会派人浚河清淤，扫除街道。至于屋宇和沟渠的清洁，往往只是对个人的一种建议。①防疫清洁并非民众的普遍认识，往往是一时为之。

晚清时期，国人逐渐开始重视清洁卫生。据余新忠所述，国人清洁观念转变的原因主要有以下四点：（1）租界卫生实践的示范作用。华洋两界的卫生对比鲜明，一边污秽狼藉，一边整洁有序。（2）洋人对中国不洁的描述与批评，极大地触动了中国人的自尊心。（3）欧美及日本的卫生学知识相继传入，其中包括许多清洁防疫的内容。《儒门医学》《格致汇编》《卫生要旨》《佐治刍言》《居宅卫生论》等都述及个人及公共卫生清洁的内容。（4）清廷使臣考察诸国，并介绍国外的卫生防疫机构和制度，其中含有许多清洁的内容。例如黄遵宪的《日本国志》、张德彝的《五述奇》、严复的《社会通诠》、吴汝纶的《学校清洁法》等，都介绍了先进的卫生知识和制度，使国人认识到防疫必先清洁。②

1894年，广东和香港鼠疫流行，沿海口岸严格施行隔离、检疫、清洁、消毒等措施。综合分析所有防疫措施，主要都是围绕着环境清洁。清洁问题逐渐成为防疫的头等要务，甚至被视为关乎国族兴亡的大事，渐渐开始超越卫生防疫的范畴，进而被赋予文明、进步的隐喻。③甲午战败之后，许多精英急于寻求救国之道。"强国必先强种"成为他们的共识。而强种则须"新民"④，学习国外先进的卫生知识，从而改造国民。清洁不仅仅是个人私事，而且是当政者应尽之责。

2.近代"身体"意识的形成

随着医学的发展，人类对身体有了越来越深入的了解，使得身体不断被赋予文化属性。⑤传统时期，中国民众的身体较少受到政府的强制干预和约束，基本上自愿接受一些养生、避疫的思想。但到了近代中国，在执行卫生

① 余新忠.清代卫生防疫机制及其近代演变[M].北京:北京师范大学出版社,2016:204.

② 余新忠.清代卫生防疫机制及其近代演变[M].北京:北京师范大学出版社,2016:206–213.

③ 余新忠.清代卫生防疫机制及其近代演变[M].北京:北京师范大学出版社,2016:221.

④ 梁启超.新民说·论尚武[M].郑州:中州古籍出版社,1998:191.

⑤ 杨璐玮.身体的属性——新世纪身体史研究综述[M]//常建华.中国社会历史评论:第15卷.天津:天津古籍出版社,2014:412.

防疫过程中，无论是清洁消毒还是隔离检疫，国人的身体都受到了干预和监控。由于士绅阶层与普通民众的地位、教育水平、文化修养和认知观念等方面的差异，他们对身体遭受干预与监控的认知、态度及行为反应也不尽相同。士绅阶层对外国人施行隔离检疫颇有微词，认为这种做法不符合人情世故，对民众的抵制持同情态度。究其原因，主要有两个因素：主权意识和疫情严峻。海关当局的检疫隔离带有明显的种族歧视，引起华洋冲突，此时民族情感占据上风。而当自主检疫时，他们就不去考虑这种措施是否符合民众情感，而是站在国家大计的角度。当疫病严峻时，人们就会更加觉得应当施行隔离检疫。由于民风未开，总体上民众对强制消毒和隔离检疫表示不满。官府和士绅采取了逼迫就范和宣导教育的两面手段，让民众逐步适应新的身体习惯和规范。

甲午战败之后，中国人的民族危机感空前强烈，掀起了强国强种的风潮。身体逐渐被赋予了政治色彩。要实现强国强种就要有强壮的体魄，身体成为先决条件。首先，要注重妇女卫生，才能优生优育。之前由于传统习俗的禁锢，"男女授受不亲"，传统医学缺乏对妇科、孕产、生殖系统等方面的了解，缺乏医学知识的产婆独占传统妇女的生产领域。周春燕对近代中国的妇女卫生进行了细致的考察，受甲午战败的刺激，女性的分娩、月经等生理知识成为公共话题，社会舆论已经意外地冲破了中国女性的身体界线。其次，强壮的体魄源于科学、营养的饮食。根据王凤展、余新忠的研究成果可知，严复、康有为、梁启超等精英人物将国人身体的情况与国势联系起来，保国强种就要改造身体，增强体质。[①]令人出乎意料的是，牛奶受到中国精英阶层的追捧，发展牛奶业和饮用牛奶也成了追求国家富强、民族复兴的正义之举。原本牛奶只是一种食品，饮用牛奶与社会习俗、饮食习惯、个人喜好、地方物产以及家庭消费水平等有关，然而在当时的社会背景下，喝牛奶却成为关系国家富强和社会文明的政治性问题。

由此可知，身体已经不再是个人的事情，身体被赋予了文化、政治等各种隐喻，身体的自由度受到了削弱。正如黄金麟所述："这种以国家存亡作

---

① 王凤展,余新忠.牛奶的近代性:以营养和卫生为中心的思考[M]//张国刚.中国社会历史评论:第16卷.下.天津:天津古籍出版社,2015:21.

为身体开发取向的发展，虽然是一个特定时代的产物，却也造成身体自此成为国家权力的从属物。"①

（二）卫生观念的转变

1.由"避疫"到"防疫"的转变

中国的传统医学主要认为，疫病源于"非时之气"，要避疫就要"正气存内"。《黄帝内经》《难经》《伤寒论》等奠定了早期防疫的理论基础，笔者在前文已有详细论述，不再赘述。明代吴有性在《温疫论》中指出：温疫是感染"四时不正"之"疫邪"造成的。因此，明清时期人们就有了登高避疫或避疫山中的习俗，力求避免接触疫气的锋芒。当然，这种避疫的方法并不是科学防疫。

近代以后，在西医的影响下，中国的疫病观念经历了从传统到现代的嬗变。这种嬗变离不开西方医学理念的传入与实践。例如，德国人花之安的《自西徂东》就有《防传疫》一目，介绍了相关的防疫知识。还有众多留学生和有识之士纷纷介绍西方和日本的防疫方法。余新忠先生考察了近代中国社会应对疫病的过程，发现其经历了从避疫、治疗到防疫的转变，这和政治时局、西方文明的影响是分不开的。②中国现代防疫的先行区要属晚清时期的通商口岸。随着中西交流的日益频繁，中国也被纳入了世界体系。世界性疾病的传播，中国也不能置身事外。列强攫取了中国的海关主权，为了保障洋人的商业利益和安全，在港口施行检疫。1863年，海关监督赫德指派医官登船检疫，被视为海港检疫之始，但这只是临时性的措施。1873年的上海、厦门制定了海港检疫规章，正式开始实施海港检疫。因此，海港检疫、隔离、消毒等措施才逐渐为国人所认识。但是由于当时海港的检疫主权由洋人掌握，国人对强制隔离等措施多是不解和愤懑。直到1910年东三省鼠疫防治时才有所改观，并在国家层面对现代防疫予以肯定。1911年4月，清政

---

① 黄金麟.历史、身体、国家：近代中国的身体形成(1895—1937)[M].北京：新星出版社,2006：41.

② 余新忠.从避疫到防疫：晚清因应疫病观念的演变[J].华中师范大学学报(人文社会科学版),2008(2)：51-60.

府成功主持了"万国鼠疫大会"，促成中国第一个防疫机构——东北防疫处的建立，踏出践行"国家医学"思想的第一步。实行"国家医学"是清政府维护主权、力求卫生"制度化"的开始，是对抗"殖民医学"的最好办法。

2.对西医态度的转变

鸦片战争以后，随着医学传教士进入中国，西医就传入中国。最初民众对西医持怀疑和恐惧的心理。但随后传教士的免费医疗和教会医院的人道主义，俘获了部分下层民众的心，甚至有些人开始学习西医。

洋务运动时期，中西交流增加，人们对西医的认识也不断加深。许多人主张吸收西医的一些有效疗法，试图加以融会贯通。1890年，李鸿章在为《万国药方》作序时最早提出"中西医汇通"的主张。1892年，唐容川在《中西汇通医经精义》中提出"不存疆域异同之见，但求折衷归于一是"的主张，试图用西医的解剖生理学来印证中医的理论。

20世纪初期，更多的人提倡中医科学化，取西医所长补中医所短。1910—1911年，东三省鼠疫期间，传统中医疗法对防治鼠疫效果欠佳。然而，长久以来对西医的猜疑和抵触，导致部分民众抵制疫病的防控和治疗。坊间谣言四起，1911年2月17日，《大公报》专门发文辟谣，指出国人喜听谣传，而且津津乐道，这对防疫无益。[①]最终，东北鼠疫防治成功，使民众转而信服西医。[②]1920—1921年，东三省第二次鼠疫防治的成功，更是奠定了西医在医政界的地位。但后来也有一些人全盘否定中医，其中余文岫、汪企张等人于1929年提出"废止中医案"，推行全面西医化。这种民族虚无主义的行径，对当时中医的发展造成巨大冲击。

近代以来，中国人对西医的态度，大体上经历了从坚决抵制到接触认同，又将西医变成强国保种等救亡图存的武器的过程。西医的政治化，一方面有利于西医的传播和发展，另一方面也说明了中国政治生态的变化，全盘西化甚嚣尘上。西医在中国社会的实用主义倾向愈来愈明显，而理性与实证精神却被遗忘，这也给中国埋藏了潜在的危机。

① 侯杰.《大公报》与近代中国社会[M].天津:南开大学出版社,2006:402.
② 胡勇.清末瘟疫与民众心态[J].史学月刊,2003(10):76.

3.生活和卫生习惯的改变

近代中国国力衰微，战乱不断，政局不稳，疫病横行。近代中国经济水平低下，公共卫生状况恶劣。上海等大城市人口稠密，极易引发疫病。以往每遇疫情，民众拜神求佛，有的官府便建醮驱鬼。

东三省鼠疫防治期间，许多民众因循守旧，不讲究卫生，更不把卫生规则当回事。官府颁布种种检疫规章，不少人充耳不闻，仍然不注意房屋清洁和饮食卫生。卫生防疫宣传有助于民众养成良好的卫生习惯和树立公共卫生观念，但这是一个循序渐进的过程。为了有效控制疫情，不得不采取一些强制性措施。即使民众难以理解，也得强行为之。

辛亥革命以后，中外医学交流更加频繁，大批留学生学成归国，公共卫生理念和传染病预防科学得到进一步宣传。以伍连德、金宝善、颜福庆等为代表的近代医学家，以强烈的社会责任感，不遗余力地宣传医疗卫生科学和理念，使人们对细菌学、微生物学等有了更深的了解，促进了卫生防疫观念的转变。以中华医学会等为代表的社会团体，为传播医学科学，唤醒民众公共卫生意识做出了贡献。

在知识界、医学界和政界的推动下，中国举办了各种形式的卫生运动，逐步抛弃落后的传统习俗和生活习惯。1934年，由蒋介石发动的新生活运动，旨在改变中国人在公共场所的言谈举止。试图通过民族固有的道德"礼、义、廉、耻"，树立新的道德标准，普遍实施社会的公民训练，形成新的生活风貌。[1]他从改造国民的日常生活入手，先实现"整齐、清洁、简单、迅速、确实"的目标，进而实现国民生活军事化、生产化、艺术化，改造社会，复兴国家。[2]国民政府制定了各级新生活运动的组织大纲，全国各地成立了新生活运动促进会，大张旗鼓地推行。但是，这场运动未能达到预期的效果。

生活习惯和生活方式体现了一个民族的素质和文明程度。近代中国人一些不良的卫生行为习惯，成为近代中国落后和不文明的象征。进步的中国人

---

① 陈果夫.新生活运动之展望[J].新生活周刊,1935,1(41):1.

② 龙英杰.前期的新生活运动与现期的新生活运动[J].新民,1936,1(48):1-2.

从内心深处抵制外界对中国人的侮辱。只有改变这种状况，才能推动民族的发展和富强。

（三）"新医"与"旧医"之争

随着传教士进入中国，西医就开始传入中国。19世纪以后西医的影响逐渐扩大，为了区分，人们逐渐把中国的传统医学称为中医，由此便有了中西医之争。当时中国羸弱不堪，备受欺凌，救亡图存首先就是要向西方学习，西学东渐成为潮流。在这种社会语境中，中国传统医学就成为落后和顽固的象征，西医就代表着先进和革新，人们通常称中医为旧医，西医为新医。新旧医之争难以摆脱时代的烙印。

对中西医的态度，也是仁者见仁智者见智。西医刚传入中国时，大多数中国民众还是不相信西医的，甚至被当作洪水猛兽，避之不及。直到传教士施行免费医疗，让那些看不起病的穷人接受治疗，才使这部分人对西医的态度有所改观。晚清，国人还处在对西医接触和了解的初步阶段。许多重要人物也没有完全排斥中医和完全接受西医。李鸿章、康有为、袁世凯等人，或是因为自己的顽疾被西医治愈，或是亲朋好友的类似经历，才逐渐接受了西医。中医和西医并非天然对立，而是可以和谐共存的。伍连德认为，现代医学源于传统医学，其区别在于现代医学应用现代科学手段，由经验演化成科学。[①]中医也可以通过这种方式，引进现代科学的方法和手段，实现中医的现代化。

然而，中西医这种温和共存的状态被东三省鼠疫所打破。东三省鼠疫的防治成为中西医的较量场，这场较量彻底颠覆了中医在中国医学界的传统地位。面对来势汹涌的疫情，清政府需要调动大量的医学人才，但是伍连德调动的现代医学人才不足100人，在如此广袤的土地上施行防疫，这些人远远不够。与此同时，清政府还从各地调集了200名中医。在治疗鼠疫的过程中，中西医各施所能。当时伍连德并不反对中医采用传统医学方法和中药配方。中医不仅未能治愈鼠疫患者，未能控制鼠疫的传播，而且由于中医在接

---

① 王哲.国士无双伍连德[M].福州:福建教育出版社,2011:216.

触患者时拒绝戴口罩，其中80名中医染疫身亡。然而西医却在4个月内就彻底扑灭疫情，仅有数人不慎被传染而殉职。中西医在防疫中的不同表现和效果，引起中国社会一片哗然。这个不争的事实，让中国的精英阶层更加信任现代医学，使得现代医学在中国医学界站稳了脚跟。1911年4月，清政府主持召开国际防疫会议。响应防疫会议报告的要求，清政府成立了防疫处，后改称为"东三省防疫事务总处"，这是中国历史上第一个由政府主导自办的检疫和防疫机构。由于辛亥革命的爆发，清政府没能进一步推进中国卫生防疫体系的建设。

近代中国是半殖民地半封建社会，统治集团是列强在华代理人。政治集团的更迭和博弈往往影响着中国的内外政策。统治集团为了维护其统治，通常采取了崇洋媚外的政策。在卫生政策上，集中反映在对中医的贬低上。一些媚外求荣之徒主张废弃中医。例如，北洋政府时期教育总长汪大燮主张废弃中医。这种民族虚无主义的做法遭到中医界的强烈反对，各地请愿不断。这种消灭中医的反动政策虽未得逞，但是中医在医学中的地位也并未获得北洋政府的认可。1925年，全国教育联合会建议在医学校设置中医课程和中医科，或者设立中医学校，但其主张遭到了拒绝。

1929年2月，在国民政府第一次中央卫生委员会议上，余云岫等人提出了"废止中医"的一系列议题，使中医陷入空前的窘境。余云岫列举了废止中医的四大理由：旧医所用"阴阳五行六气脏腑经脉，皆凭空结撰，全非事实"；"穿凿附会，自欺欺人，其源出纬候之学"；不明诊断，无法"调查死因，勘定病类，预防疫疠"，难以胜任"强种优生之道"，发挥民族民生的政治效用；旧医持"巫祝谶纬之道"，不利于破除迷信和科学教化。他认为，旧医一日不除，民众思想一日不能变，新医事业一日不能向上，卫生行政一日不能进展①。李达潮提议限制中医医生及中药材，他认为，中医医生往往参差不齐，中药材往往真假难辨，"品量错投"会危害民众生命，主张：旧医登记限至1930年底，禁止旧医学校，相继进行取缔新闻杂志等项。②汪企张提议废止旧医学校，认为：中医"无学理可言"，以六气为致病之原，而

---

① 余岩.废止旧医以扫除医事卫生之障碍[J].全国医药团体代表大会特刊,1929(特刊):25.
② 李达潮.拟请规定限制中医医生及中药材之办法[J].全国医药团体代表大会特刊,1929(特刊):28.

不信微生物之传染，不能识别疫病之个性，缺乏调查统计之术，更何论乎强种，更何论乎优生，传谬种，开倒车，其为医学文化上之大阻力……禁其传习，废其学校。①这些提案被通过后，立即引起中医界的极大愤慨，全国各地组织请愿团向政府抗议。最终"废止中医案"未能核准执行。但随后国民政府连续颁布限制中医的政令，例如，教育部下令将中医学校一律改称中医传习所，卫生部下令将中医医院改为医室，并禁止参用西医药物和器械。②这种贬低中医的行为，遭到了"全国医药团体联合会"的抵制和反对。为了缓和中医界的抗争，1933年国民政府拟订了《国医条例（草案）》，直至1936年才得以公布，其间仍然充满歧视中医的条款。

新旧医辩争的过程中，也出现了一些理性的声音。废止中医，斩断其与传统历史文化的联系，并不代表民族的进化，而且会造成医药产业的萧条和国家财政收入的减少。黎伯概认为："然禁止固有之医学，斩断其历史，失去国故文化之一部，似不得遂云民族进化，于治疗有西无中，偏于一方，疾病减少其保障，人民顿阻其信仰，强制习惯，不许其便利。旧医既废，旧药商药工药农，连带失业，国产荒废，减少利源……合中西医于一炉，则国学有光，科学无碍，以云进化，以云善政，其庶几乎。"③将中西医融合，促进中医的科学发展，有利于发扬传统医学，这才是善政。吴汉仙批判废止中医的种种做法，这无异于焚书坑儒。他认为，将中西医强分新旧，并提出废止旧医，限制登记，禁止学校，取缔新闻杂志，种种摧残国医之议案，是何异秦始皇之焚书坑儒，王安石之变新废古。他主张，融贯中西于一炉，造成一世界伟大之医学，使祖国轩岐之大道，放异彩于全球。④黄子方认为，医学应根据各种学科，集合各国之所发明去粗取精，不应有中西之分，尤不宜有新旧之见，欲求中西医学贯通一致，必须化除界域，循序渐进，将传染病常识及消毒免疫知识作为行医者之常识，学习解剖学、细菌学、药学等科，以欧美科学方法化验研究吾国旧方，使知其然而并知其所以然，中医药本自各

① 汪企张.请明令废止旧医学校案[J].社会医报,1934(205):92-93.

② 甄志亚.中国医学史[M].北京:中医古籍出版社,1987:71.

③ 黎伯概.评余委员废止旧医议案[J].医药月刊,1930(1):5.

④ 吴汉仙.力驳中央卫生委员会议废止旧医畸形式之议决案宣言[J].医药指导录,1929(1):7.

有特长，各方取长补短，促进共同发展。①

二、卫生防疫机构的完善和规制的健全

（一）卫生机构日益完善

1.卫生行政管理机构

清末"新政"以前，太医院是唯一中央卫生机构，其职责主要是为宫廷服务，仅有地方发生大疫，政府才会派太医前去诊治。1905年，清政府于巡警部警保司下设卫生科，标志着中国近代中央卫生行政的开始。此后，中央卫生行政机构历经多次调整，如表6-3所示。1906年清政府实行"预备立宪"，重新厘定官制，将卫生科升为卫生司，隶属于民政部，下设保健、检疫、方术三科。清末短暂出现了卫生司与太医院并立和共同实施中央医政的局面。辛亥革命以后，太医院退出历史舞台。

表6-3　中央卫生行政机构发展情况（1905—1949）

机构名称	所属部门	建立时间	主要职责
卫生科	巡警部警保司	1905年9月	考核医学堂,考验医生并发给执照,管理清道、防疫、计划及审定一切卫生、保健章程等
卫生处	巡警部京师内外城巡警总厅	1905年12月	掌管清道、防疫、医务、医学等事项
卫生司	民政部	1906年	下设保健、检疫、方术三科,负责防疫、卫生、检查医药、设置病院等
卫生司	内务部	1912年	下设四科,分别掌理全国各项卫生事务

① 黄子方.统一医士登录办法[J].全国医药团体代表大会特刊,1929(特刊):27.

续 表

机构名称	所属部门	建立时间	主要职责
卫生科	内务部警保司	1913年	下分四科,分别负责街道卫生、卫生防疫、医药管理、食品卫生等事项
卫生司	内务部	1916年	掌管传染病、地方病的预防,海港及铁道的检疫,医师、药品的监督与管理
卫生司	内政部	1927年	下设四科,行使卫生、检疫、医疗等各项事务
卫生部	行政院	1928年11月	设有总务、医政、保健、防疫、统计五司,分别管理全国卫生行政各项事务
卫生署	内政部	1930年底	设总务、医政、保健三科,掌理全国卫生事务
卫生署	行政院	1940年4月	分总务、医政、保健、防疫四处,分别掌理全国卫生行政事务
卫生部	行政院	1947年5月	设立医政、药政、防疫、保健、地方卫生、总务六司,分别掌理全国卫生行政事务

　　注:卫生署自成立以后,主管部门几经更替。1930年底,卫生署隶属内政部,1935年9月改隶行政院,1938年1月又改隶内政部,1940年4月,重新改隶行政院。1949年4月,卫生部缩编为卫生署,隶属内政部,同年9月又重新改为卫生司。

　　民国初元,内务部设卫生司。1913年,卫生司被降为卫生科,隶属于内务部警保司,1916年又恢复为卫生司。然而,北洋政府时期割据混战、经济凋敝,卫生司鲜有作为。南京国民政府时期,卫生行政管理机构得到一定的改善。1927年,国民政府于内政部下设卫生司。1928年11月,正式成立卫生部。1930年底,卫生部又改为卫生署,隶属于内政部。1935年9月,卫生署改隶行政院。抗日战争期间,随着战局的变化,国民政府的卫生机构也做了相应的调整。1938年1月,卫生署改隶内政部。1940年4月,卫生署改隶行政院,设医政、保健、防疫、总务四处。抗战胜利后,国民政府对卫生机构进行恢复和调整。1947年5月,国民政府恢复卫生部建制。

清末民初，地方的卫生机构也逐步建立起来。1907年，中央由卫生司行使卫生管理职责，各省设立巡警道，并在地方公务所设卫生课。省级地方卫生课的设立，标志着开始形成一套中央和地方相对应的卫生机构。各地的卫生管理皆由警察部门掌管。例如，1906年广东巡警总局制定《广东巡警总局分科治事章程》，其所属卫生科分别负责清洁、医务、医学事务。[①]但是，清代以前，地方卫生机构的设置没有一套全国统一的规章可循。1928年颁布的《国民政府县组织法》和《全国卫生行政系统大纲》，使得地方卫生机构的设置进入规范化的轨道。随后又经过1931年的全国内政会议及1934年的卫生行政技术会议讨论，确立了建立以县级卫生院为中心的基层卫生发展思路，并在区设卫生所，以及在较大的农村设卫生分所，小村设置卫生员，建成一个整体的县卫生行政系统。1937年3月，卫生署公布的《县卫生行政实施办法纲要》中，规定了县以下卫生行政机关设置标准。1940年，行政院公布了《省卫生组织大纲》，明确规定机构设置的具体要求。1941年，卫生署颁布《实施公医制度方案》，试图推行"公医制度"。由于当时社会动荡、硝烟四起、财力紧张、物资匮乏、人才不足，这种努力的动机虽好，但缺乏实施的必要条件。至1947年底，省卫生处发展到21个，直辖市及省辖市卫生局共14处，省医疗卫生机构148所，市医疗卫生机构105所，县卫生院1440所。[②]而乡村卫生机构仅在江浙等省的少数县内有所建设。

　　防疫组织的建立是中国医政嬗变的又一重要标志。[③]1873年，为防止马来群岛等地霍乱传入，上海、厦门两地海关对进口的船只施行检疫，这标志着中国近代海港检疫的开始。然而，清"新政"以前，中国的海港检疫完全是仿西制而建，受西方所控制。中国的自主防疫始于1910年的东北防疫。当时疫情形势严峻，为防止疫情传入关内，清政府在山海关设立检疫所。1911年万国鼠疫会议之后，于哈尔滨建立了东三省防疫事务处，并先后在哈尔滨、三姓、拉哈苏苏、大黑河、满洲里、丹东、营口等处设立防疫医院和检疫所。抗战期间，加强卫生防疫关乎抗战大局。1938年春，卫生署成

　　① 刘小斌,郑洪.岭南医学史:中[M].广州:广东科技出版社,2012:79.

　　② 刘全喜,徐晖.卫生行政管理[M].郑州:河南科学技术出版社,1994:4.

　　③ 文庫.移植与超越:民国中医医政[M].北京:中国中医药出版社,2007:39.

立医疗防疫队，巡回于交通沿线，协助军医署办理抗疟及输血等工作。1938年10月，国民政府成立汉宜渝检疫所，负责监控长江上游地区传染病的传播。为了防止传染病通过陆路传播，卫生署又在滇缅公路线上设流动检疫站，并在云南蒙自设检疫所。自1939年起，随着大后方的公路交通日趋重要，且沿路缺乏卫生设施，便先后在各交通要道设防疫队和公路卫生站。抗战胜利后，中国的卫生行政体系逐步开始恢复，这些卫生站在抗战后转变为各县的卫生、医疗机构。从1945年10月开始，国民政府陆续接收了上海、广州、山海关检疫所，改组成立了津塘秦、长江检疫所，重建了厦门、汕头检疫所，增设了福州、青岛、海口检疫所，还收复成立了台湾地区检疫总所。

虽然旧中国实现了卫生防疫从无到有的转变，但是当时中国的卫生防疫工作是极端落后的，防疫机构和设施不完备，缺医少药，研究水平低下，霍乱、鼠疫、天花、疟疾等传染病流行，被夺去的生命难计其数。

2.卫生教育机构

帝国主义逐渐意识到，要想实现"以华制华"的目标，举办教育是最理想的方式。医学是强身健体的法宝，也符合中国民众卫生防疫的愿望，所以通过发展医学教育来驾驭中国人，来增强他们的影响力，具有很强的隐蔽性。1866年，由嘉约翰主持在博济医院内附设博济医校，这成为中国第一所正式的西医学校。它的出现改变了以往以师带徒的形式，使西医知识的传授步入正轨。1879年，博济医院正式成立博济医科，并定名为南华医学校，规定学制三年，开始招收女生。该校是中国第一所培养女医生的学校。此后，教会医学校在中国各地纷纷建立，但主要集中在沿海港口城市，这些区域都是帝国主义势力扎根最深而且是最早的地方。据统计，仅1900—1915年，在华建立的教会西医学校就达到323所。[①]如表6-4所示。

---

① 邓铁涛,程之范.中国医学通史:近代卷[M].北京:人民卫生出版社,2000:495.

表6-4 近代教会设立西医学校概况

成立时间	地点	学校名称
1866年	广州	南华医学校
1884年	杭州	广济医学校
1887年	香港	爱丽丝纪念医院医学校
1889年	南京	斯密斯纪念医院医学校
1890年	济南	济南医学校
1891年	苏州	苏州女医学校（于1894年并入刚成立的苏州医学校）
1901年	广州	夏葛女子医学校
1902年	汉口	大同医学堂
1904年	济南	共和道医学堂
1906年	北京	协和医学堂
1908年	汉口	协和医学院
1908年	北京	北京协和女子医学校
1909年	广州	广东公医专门学校
1909年	广州	赫盖脱女子医学专门学校
1910年	南京	华东协和医学校
1911年	福州	协和医学堂
1914年	长沙	湘雅医学专门学校
1918年	上海	同德医学专门学校

此外，另一些教会团体先后在其兴办的教会大学中设置医学系或医学院。例如，1911年成立于成都的华西协和大学，于1914年设立医科。1909年，上海震旦大学成立医科。1906年，圣约翰大学设置医学院。与此同时，还有一些非教会人士也来中国开办西医学校。

清末民初，政府支持发展西医教育，新式的公私立西医学堂纷纷设立。1901年，清政府推行新政，提倡兴办西医学堂，开展西医教育。不论是壬寅学制还是癸卯学制，都有对医学的相关要求。1902年，北洋医学堂开设公共卫生课程。民国初年，中国的爱国热情空前高涨，在救国思潮的影响下，人们积极投入教育事业，促进了西医教育的发展。1908年，梁培基成立广东光华医学社。1909年3月，梁培基将广东光华医学社改为广东光华医学校，开启国人倡导新医学教育的新纪元。此后，浙江医学专门学校、江苏医学专门学校、省立直隶医学专门学校、江西公立医学专门学校、湖北医学专门学校、南通医学专门学校、同德医学专门学校、私立辽阳医学校、私立同善堂医科专门学校、私立南洋医学院、私立哈尔滨医学专门学校等如雨后春笋般纷纷建立。这些学校仿照欧、美、日的医学教育理念，聘用外国教员，使用新式教材，形成与欧美教会学校分庭抗礼之势。

教会医学校采用西式的教学方法、管理制度，有利于医学教育的精英化、国际化，其不仅有利于西方医学文化和理念的传播，也开创了近代中国西医教育的新模式。与此同时，西医教育长期为外国人所控制，不利于中国人自己建立独立的医学教育体系，从而影响中国医学事业的整体发展。此外，西医教育发展迅猛，也刺激了中医界人士，他们不希望中医传统的统治地位逐渐式微。许多中医开始汲取西医的长处，取长补短，革故鼎新，促进中医的发展。陈虬就是其中的杰出代表。1885年，陈虬在浙江瑞安创办"利济医学堂"，这是中国近代最早的中医学校之一。该校不断创新中医的教育模式，注重临床实习，严格考试制度，重视中西医学术交流。这种将中西医学糅合在一体的教学方式为近代中医教育起到了示范作用。

（二）卫生规章制度不断健全

1.卫生防疫规章的完善

首先，中国防疫事业的进步受到外力的推动。鸦片战争以后，医学传教大行其道，西方的卫生防疫知识及卫生理念随之传入中国。西方殖民者占据着中国的通商口岸，他们为了维护商业利益和卫生安全，加强了港口的卫生防疫。自列强控制海关以后，就开始实行港口检疫。特别在疫情流行时，防疫措施尤为严厉。总体来说，这些防疫措施包含了隔离检疫、清洁消毒、卫生医疗、公共卫生等方面的内容。这些措施引起了中国政府和民众的强烈反应。中西医防疫方法的成效,在历次疫情防治的结果面前一目了然,西医的防疫方法科学且更为有效,使人们认为接受西方的防疫法规及理念是明智的选择。另外,租界和华界的公共卫生情况差异巨大,华洋的卫生观念虽然不同,但是可以明显感觉到华人对两处卫生情况感受的差异,租界往往是干净整洁,而华界则是肮脏污秽。"残酷的现实迫使清中央当局及地方官吏认识到'防则生不防则死'的道理,一场真正采取近代防疫手段的应对防疫战争才拉开帷幕。"①

其次中国防疫事业的进步是源于内在的变法图强。在疫情的冲击下,中国的防疫能力显得羸弱不堪。又因国家落后,利权沦丧。洋人长期掌控海关及海港检疫主权。旅居国外的华侨,由于没有强大的国家保护,备受欺凌。例如,1910年,美国当局在安琪儿岛设立移民检疫站,华人经常受到迫害和虐待,引起了旅美华侨的愤慨和抗议。清政府逐步意识到防疫的重要性,重视卫生防疫建设,加强防疫立法,近代防疫体系应运而生。

从18世纪70年代开始,各口岸仿照西方颁布了一些检疫章程。东北疫情蔓延之势迅猛,威胁京城。迫于形势和国际压力,京城启动了防疫的相关措施。1911年1月27日,清民政部拟定的《京师防疫局章程》二十条,临时筹设京师防疫局,归民政部监管,掌管京城内外城的防疫事务,下设捕鼠、诊断、检验、消毒、注射五科。②卫生防疫不仅是个人事务,还是国家的一项基本职能。地方当局制定了一系列公共卫生法规,如表6-5所示。但是在东北鼠疫防治以前,并未出现全国统一的防疫规章。

表6-5 近代卫生防疫法规或条例

颁布部门	法规或条例名称	公布时间
江海关	《上海口各国洋船从有传染病症海口来沪章程》	1873年8月
厦门关	《厦门口岸保护传染疫症章程》	1873年8月21日
潮海关	《外籍船舶暂行防疫章程》	1883年7月

---

① 焦润明.清末东北三省鼠疫灾难及防疫措施研究[M].北京:北京师范大学出版社,2011:149.
② 民政部奏酌拟《京师防疫局章程》折[M]//奏设政治官报(41).台北:文海出版社,1965:205-207.

续　表

颁布部门	法规或条例名称	公布时间
津海关	《天津口保护病症章程》	1899年
闽海关	《福州口卫生规则》	1899年
闽海关	《闽海关理船章程》	1900年6月6日
天津卫生局	《天津防疫章程》《大沽查船验疫章程》	1904年4月
民政部	《京师防疫局章程》	1911年1月27日
安海关	《安东大东沟口岸预防传染病章程》	1911年
东海关	《芝罘港修订检疫章程》	1911年7月
粤海关	《广州口防卫船只疫症永远章程》	1911年3月4日
内务部	《传染病预防条例》	1916年3月
内务部	《火车检疫规则》	1918年1月6日
内务部	《清洁方法消毒方法》	1918年1月25日
浙海关	《宁波口岸检疫章程》	1918年4月
胶澳商埠港政局	《胶州(青岛)港口检疫章程》	1926年
威海关	《威海卫检疫及卫生章程》	1926年
瓯海关	《温州口暂行卫生章程》	1926年5月12日
内务部	《传染病预防条例施行细则》	1928年10月30日
内务部	《污物扫除条例》	1928年5月30日
内务部	《污物扫除条例施行细则》	1928年6月9日
卫生部	《传染病预防条例施行细则》	1928年10月30日
卫生部	《防疫人员恤金条例》	1929年2月1日
卫生部	《省市种痘传习所章程》	1929年2月13日
卫生部	《防疫人员奖惩条例》	1929年2月28日
卫生部	《海港检疫章程》	1930年6月28日
卫生部	《海港检疫消毒蒸熏及征费规则》	1930年6月8日
卫生部	《海港检疫标式旗帜及制服规则》	1930年6月28日

颁布部门	法规或条例名称	公布时间
卫生部	《传染病预防条例》	1930年9月18日
卫生署	《上海进港船舶检疫规则》	1932年
卫生署	《交通检疫实施办法》	1946年3月20日
卫生署	《海港检疫交通蒸熏规则》	1946年
卫生部	《卫生部检疫所交通检疫征费规则》	1947年

　　东北鼠疫流行，加速了防疫机构的设立，防疫立法也颇受重视。随后，政府出台了全国性的卫生规章，并且在不同领域也有具体的规定，这使民众的公共卫生意识进一步增强。例如，1913年的《解剖尸体规则》及1914年的《解剖尸体规则施行细则》使得医学院校和医院的尸体解剖有法可依，更加规范，促进了医学研究和教育的发展。1916年3月，北洋政府内务部公布了《传染病预防条例》，规定了8种传染病的预防及处理措施。1918年1月，又公布了《火车检疫规则》和《清洁方法消毒方法》等法规。[1]虽然北洋政府时期社会动荡，政府无暇顾及卫生工作，所制定的卫生规章也未真正落实，但仍不能抹灭它们的进步意义。

　　随着卫生防疫法规的日益完善，相应的卫生防疫机构也先后建立，这就需要相应的组织设置规则及条例去指导。1918年1月，北洋政府公布了《检疫委员会设置规则》。南京政府成立后，1928年12月卫生部颁布试行《卫生行政系统大纲》。还有1930年的《中央防疫处组织条例》《海港检疫所组织章程》等，如表6-6所示。在这些规章的指导下，近代卫生机构的设置逐步走向制度化，规范化。

表6-6　近代卫生防疫组织章程或条例

颁布部门	章程或条例	公布时间
内务部	《检疫委员会设置规则》	1918年1月6日
卫生部	《中央防疫处组织条例》	1930年3月20日

---

[1] 陈国庆,陈勇.中国现代社会转型研究[M].西安:陕西人民出版社,2009:352.

续 表

颁布部门	章程或条例	公布时间
卫生部	《海港检疫所组织章程》	1930年8月19日
卫生部	《上海海港检疫所顾问委员会组织条例》	1930年
内政部	《海港检疫管理处组织条例》	1932年5月30日
卫生部	《西北防疫处暂行组织章程》	1933年6月2日
内政部	《蒙绥防疫处暂行组织章程》	1933年6月8日
内政部	《海港检疫所组织章程》	1936年1月18日

2.现代医学教育制度的建立

教会医学校的教育示范使中国教育者大受启发，吸收和引进西方的教育方式和理念，成为探索我国教育发展道路的一个方向。西医改变了中国人的医疗观念，对中医的传统地位带来挑战，中医面对困境，积极转型，绝处逢生。

1901年，清政府实行新政。各地官绅纷纷响应，建立了不少新式学堂。为此，建立全国统一的学制系统来规范学校教育成为大势所趋。清末实行的学制主要有两种：壬寅学制和癸卯学制。1902年8月15日，颁布了张百熙拟定的一系列学制系统文件，统称《钦定学堂章程》，又称"壬寅学制"，这是中国近代第一个学制系统。壬寅学制对医学教育就有明确的规定。该学制划分为三段七级，其中第三阶段为高等教育，分为高等学堂、大学堂、大学院三级。例如，大学堂学时三年，设医术、农业、工艺、商务等七科，各科下又分若干专业，如医术科分医学和药学两个专业。壬寅学制还未施行，就被癸卯学制所代替。1904年1月13日，清政府公布《奏定学堂章程》，史称"癸卯学制"。这是近代中国首次施行全国性的学制系统，较壬寅学制更为完备。该学制同样分为三段七级，第三阶段为高等教育，分为高等学堂或大学预科三年、大学堂三至四年、通儒院五年，大学堂分为经学、文学、政法、格致、工、农、商、医八科。医科赫然在列，说明其在教育系统中的重要性。癸卯学制的实施，标志着中国封建旧式教育制度的解体，为近代新式教育制度的初步建立奠定了基础。其后，1922年11月，北洋政府开始实施壬戌学制。1928年5月，国民政府又推行壬辰学制。不可否认，这些学制是当时先进的教育制度，但是它们都是欧美社会自身革新的产物，与中国的国情不相符，是在民族危机和救亡图存思潮推动下的一种移植。

教会医学校推动了中医教育的革新。陈虬的利济医学堂成为新式中医教育的典范和模板。1905年，李平书创办上海女子中医学堂，这是近代国人自办的第一所高等中西医结合女医学校。中医受到汪大燮、余云岫等人的否定，中医的传统地位受到极大挑战。中医凭着深厚的文化底蕴和民族精神的韧性，抵挡住了民族虚无主义的冲击，在艰难的处境中迎来了曙光。1929年，余云岫提出废止中医案，遭到全国性的抗议。1935年11月，来自全国的中医界人士向国民党第五次全国代表大会请愿，要求中西医平等。最终，于1938年，教育部颁布了《中医学校通则》，虽然其中仍含有一些对中医歧视性的条款，但总算获得了半合法的地位。

三、国际合作的加强与国际地位的提高

随着交通和通信技术的发展，世界变得越来越小。传染病跨越国界传播，也成为世界联系的一部分。病菌不会因为边境防疫的存在而停止脚步，人们开始意识到世界各国应该共同面对卫生问题。海港检疫不仅是一国的公共卫生政策，也是国际卫生合作的重要组成部分。

15世纪末以后，西方国家大肆进行殖民扩张，"全球化"日渐成为不可逆转的世界潮流。传染病的全球化蔓延，也成为世界发展进程中的突出问题。伴随着哥伦布发现美洲新大陆，伤寒、天花、疟疾、鼠疫、霍乱等传染病也被带到了这片新大陆。虽然没有具体的统计数据，但是这些疾病给美洲土著印第安人带来了灭顶之灾是不可否认的，导致印第安人大量患病，人口剧减，极大地冲击了美洲原有的社会结构。进入19世纪以后，西方的殖民扩张进一步扩大，传染病的全球性传播更为广泛。

（一）推动自主检疫的进程

中外争夺检疫权的斗争由来已久。1873年开始在上海、厦门实行的海港检疫，隶属海关。由于检疫权由外国医官和税务司所操控，缺乏统一管理，每当疫情发生，他们往往只顾外国人的安全，而丝毫不关心中国民众的安危。再则各海关间利益关系不同，难以统一指挥，不能及时、准确地共享疫情消息。这不利于疫情的防控，也损害了中国国家主权。中国医学专家曾多次提议收回海港检疫主权，但皆因政局动荡而未能实现。同时帝国主义绝不甘心大权旁落，并会不断地制造障碍。

孙中山对世界形势有深刻的了解，他指出，国力盛衰强弱的关键在于海权的有无，近代中国由于丧失了海权，灾难才会接踵而至。[1]1908年11月29日，在一艘英国太古洋行经营的"佛山"号轮船上，一名中国乘客无故死亡，引起广大乘客的愤怒。中国地方政府与英国领事进行交涉，而英国领事竟以法籍医官的检验报告称"死者曾患热症，在香港上船时病已甚危"，来推卸责任，因而此案没有得到公正的解决。[2]此事件的根源是中国的海港检疫主权旁落。

一战以后，孙中山强调海权关乎国家和民族的命运，主张"对外要废除一切不平等条约，收回海关、租界和领事裁判权"[3]。1921年，广州开办海港检疫，但是检疫事务由海关和各国领事团所派的外籍医官所控制。1922年陈炯明叛变以后，孙中山登"永丰"号讨伐陈炯明。1922年7月10日，当孙中山率舰挺进广州白鹅潭水面时，英籍税务司竟然以避免炮弹落入租界为借口，要求孙中山带舰离开。孙中山断然拒绝，对英方的无理要求不予理会。1923年1月，广东人民掀起收回海港检疫主权的爱国运动。孙中山不惧外国军舰的武力恫吓，复照北京外交使团，批驳帝国主义的谬论。这次斗争体现了中国人民海权意识的觉醒。1925年，爆发了省港大罢工，这场反帝爱国运动推动了广州市当局收回海港检疫主权的步伐。由于罢工，原来停泊

① 孙中山全集：第2卷[M]．北京：中华书局，1981：564．

② 刘荣伦．孙中山悬壶济世[M]．北京：中国文联出版社，2008：97．

③ 孙中山全集：第2卷[M]．北京：中华书局，1981：337．

于香港的船只，纷纷驶进广州港，使得广州港拥挤不堪，船只检疫的周期变长，引起广州各航线船商的不满，他们联合请求广州市政府向外国领事团交涉收回海港检疫主权。近代以来，上海既是中国最大的港口，也是世界通商大港，竟因海关办理海港检疫不利，而被降为三等港。这造成从上海港驶出的船舶都要受到他国的严格检查，给商贸往来和旅客出行造成极大不便，经济损失不计其数。①这也大大刺激了国人的自尊心，广大商人和民众纷纷要求收回海港检疫主权。

中国政府收回海港检疫主权，有利于彰显国家主权形象，提高国际地位。但鉴于中外力量对比悬殊，国民政府难以通过强力手段实现，被迫转为通过对外合作并获得外方认可的方式来实现。争取自主检疫的努力始于1910年东三省鼠疫的防治。鼠疫发源于俄国境内，沿东清铁路沿线逐步蔓延，死者甚众。清政府派医官伍连德博士主持防疫工作，取得不错的效果。1911年，疫情渐趋平息，清政府在奉天（今沈阳）举行万国鼠疫研究会，日、英、俄、法、奥、意、荷、印等11国的医学专家参加了研讨。根据会议的建议，在哈尔滨建立了东北防疫处，并于哈尔滨、牛庄、安东等八处设防疫医院及检疫所。这次鼠疫防治取得了较好的成效，促进了我国卫生防疫事业的起步，也获得了国内外专家的认可，说明中国能够自主办好检疫事务。1920年第二次东三省鼠疫的成功控制更是说明了这一点。1920—1921年东三省鼠疫流行期间，伍连德积极建立防疫医院和完善隔离、留验、消毒等设施，迅速控制了疫情，引起较大的国际影响。这一时期建成的营口防疫医院，设有的检疫装备最为齐全。孙中山主张中国政府应积极参与国际合作，力争恢复中国海洋权益，并曾广泛动员和宣传参加在美国召开的太平洋会议。1924年，泛太平洋食料保全会议在檀香山举行，会议提出应改组中国海关检疫工作。1927年，中华医学会和博医会在香港召开联席会议，也进行了有关这一问题的讨论。中国海港检疫问题具有国际影响，才引起了朝野上下的重视。

南京国民政府成立以后，1928年底设置卫生部，并聘请国际联盟卫生组织指导拉西曼和洛克菲勒基金会国际卫生处远东股股长海寿为卫生部顾问，

---

① 上海市档案馆.上海档案史料研究：第三辑[M].上海：上海三联书店,2007:55.

这样中国政府就拥有了与国际联盟卫生组织合作的通道和牵线人。中国政府已是1926年《国际卫生公约》的缔约国，中国政府借助公约推动改组中国海港检疫。1929年，伍连德再次呼吁收回海港检疫主权，他认为，海港检疫是国家要政，如果受控于外国人，只会让外国人得利而荼毒民生，有损国家形象，而且在世界诸国中受此奇耻大辱的，也只有中国了。[①]1929年9月，国民政府请求国际联盟派遣考察团来华考察各海港的卫生检疫情况。同年11月，南京国民政府卫生部派伍连德、金宝善等人，陪同国际联盟卫生组织专家进行考察。拉西曼率考察团先后考察了上海、青岛、安东、天津、厦门和广州等地，并根据考察情况提出了一些意见：中国政府收回检疫主权后，应建立现代化的中央管理组织；制定具体有效的港口卫生防疫制度；加强与各国以及国际联盟之间的国际合作与交流。随后，伍连德起草的收回检疫主权的书面报告，经过财政部部长宋子文、卫生部部长刘瑞恒、海关监督长张福来、海关总税务司司长梅乐和等人反复磋商，达成由中国政府独立设置海港检疫机关的协议。协议约定：首先在上海成立海港检疫管理处，先行收回上海海港检疫机构由中国自办，然后由总管理处编订全国检疫规章呈中央政府批准后公布施行，最后由总管理处分期收回其他海港的检疫机构。[②]1930年7月1日，卫生部成立海港检疫管理处，统辖全国各海港的检疫工作，同时收回上海海港检疫所。1930年9月，检疫管理处处长伍连德兼任上海海港检疫所所长。1931—1936年，陆续从外国人手中收回各港口的检疫权。

随着中国人海港检疫主权意识的增强，以及在中外进步人士的推动下，中国开始逐步收回海港检疫主权。海港检疫管理处建立后，颁布了全国统一的海港检疫法规，推动了中国实现海港自主检疫的进程。通过努力，中国政府收回了部分海港检疫主权，但是检疫工作的开展仍然处处受制于人，卫生检疫法规并不能得到有效实施，在洋人面前显得软弱无力。每当对染疫船只进行检疫时，仍然要听取各国领事的意见，甚至有时难以按已有检疫章程办事。

①伍连德.收回海口检疫权提议[J].德华医学杂志,1929,1(11):3.
②邓铁涛.中国防疫史[M].南宁:广西科学技术出版社,2006:379.

（二）与国际联盟卫生组织的合作

国际联盟是一战后形成的国际组织，中国是其成员国之一，其卫生组织是促进世界各国公共卫生制度建立和健全的专门机构。1920 年，国际联盟组建的流行病委员会成功控制了发源于俄国至波兰的霍乱和伤寒。为了扩大国际卫生合作，国际联盟还成立了秘书处卫生组，1923 年又组建了国际联盟卫生组织，派遣技术团指导各国的公共卫生建设。中国政府积极参与国际联盟卫生组织的工作，并取得了一些成绩。

国内的一些医学家也主张参与国际卫生交流与合作，伍连德就是其中的一位。他是南洋华侨，1907 年留洋归国后受聘于天津北洋陆军医校。他具有多年丰富的防疫经验，1910 年主持东三省鼠疫防治工作，并参与指导和建造各海港防疫医院和海港检疫所。他对中国海港检疫的种种弊端十分了解。1922 年 12 月，国际联盟卫生组织的怀特来华考察远东流行病的流行情况和港口卫生组织，营口防疫医院及相关设施给其留下了深刻印象，他希望其他海港检疫按营口样板那样进行改造。根据怀特的调查结果和提议，远东疫况情报局于 1925 年 3 月在新加坡建立，专门负责收集远东及非洲东岸国家的流行病情况。远东疫况情报局成为疫情报告的中转站，每天集合各国港口的报告，然后将其发送到世界各地的卫生机构，有助于疫情信息的共享和疫情防控。1925 年末，北洋政府试图再次邀请怀特来中国进行指导和考察，以此促进海港检疫事业的发展。恰好此时正值国际联盟进行卫生组织医务指导拉西曼访问日本，便邀请其来北京商讨此事。经过认真磋商，1926 年 4 月，拉西曼向国际联盟卫生组织提交了报告。而后虽因北伐战争将合作计划暂时搁置，但中国始终保持着与国际联盟卫生组织的联系。

1929 年 9 月，国民政府邀请国际联盟卫生组织卫生考察团前来考察中国的港口卫生和海港检疫。同年 11 月，我国医界要员黄子方、金宝善、伍连德等陪同拉西曼率领的考察团视察了我国的主要港口和城市，以及一些小城镇及乡村。考察团离开中国后，拉西曼向国际联盟卫生组织提交了一份报告并得到批准。从报告可知，国际联盟卫生组织同意协助中国改组中国海港检疫机构，协助建立中央卫生设施实验处，推动中国医学教育的系统化，与中国合作解决中国的卫生问题等。1929年12月，南京政府批准了建立中央卫生设施实验处的计划，它的建立及完善推动了我国公共卫生事业的发展。1930年，国民政府在海港检疫管理处设立中央霍乱防疫事务所，负责对外向国际卫生组织通报疫情，对内协调各方开展霍乱防治，海港检疫实现了内外联通，其职能远远超过了单纯的口岸防疫。

　　国际联盟大会不仅是欧洲各邦的组合，而且属于全世界的组织，凡是入会的国家，都要享受平等的待遇。①根据1930年2—3月国际联盟卫生组织总统计员斯托曼和国际联盟远东卫生处总督高特的调查，上海的霍乱并非地方病，而是输入性传染病，这为霍乱的预防提供了科学依据。1930年夏季，国际联盟卫生组织又派遣流行病专家帕克和博西克博士来华工作。二者成为卫生部与国际联盟卫生组织密切合作的桥梁，帕克为制定新的海港检疫制度出谋划策，博西克则对部分城乡卫生状况进行了调查。中国在卫生领域的努力和付出，逐渐得到了国际社会的认可。1930年，刘瑞恒被选为国际联盟卫生组织咨询委员会副主席。1931年5月，伍连德在国际联盟卫生委员会会议上宣读了《中国卫生处的三年计划》，受到了与会各国医学家的赞扬。②1933年6月，伍连德在国际联盟卫生组织东方事务顾问委员会上介绍了中国防治霍乱的成功经验，引起国际反响。1934年，中国代表希望加强禁毒领域的国际合作，并在国际联盟鸦片委员会会议上讨论中国政府的6年禁毒计划。总之，南京国民政府成立初期，积极参与国际卫生合作，试图扩大中国的国际影响力，提高中国的国际地位。

　　全面抗战爆发后，中国政府请求国际联盟在财政上协助防疫。国际联盟不但在财力、物力、人力上给予中国帮助，更重要的是引起了国民政府对战时疫政的重视。国际联盟大会预算委员会提交此项援助计划，内容分为三点：（1）国际联盟每年援助中国防疫经费130万瑞士法郎；（2）国际联盟大会秘书将现存款30万瑞士法郎当即拨充中国防疫之用；（3）各会员国当分别

　　① 中国与国联会卫生组[J].北辰,1931,3(2):11.
　　② 黄光璧.中国近现代科学技术史[M].长沙:湖南教育出版社,1997:1092.

捐助款项，共计40万法郎。以上三项合计200万瑞士法郎。①国际联盟卫生组织派遣国际联盟防疫团，共有3支国际防疫队协助中国防疫，分别赴华北、华中、华南。救护总队协助国际联盟国际防疫队进行战地防疫工作，1938年9月救护总队有2个医疗队、3个医护队、2个医防队、2个救护队参与防疫工作。②后来受战争和政治形势的影响，国际防疫队的防疫工作被迫停止。

二战后，国际格局发生了巨变。国际联盟于1946年宣告解散，国际联盟卫生组织告别历史舞台，由联合国世界卫生组织取而代之。国民政府与国际联盟卫生组织合作的最大功绩是推动了近代中国公共卫生体系的建立。这促进了中国公共卫生事业和传染病的防治。国际联盟卫生组织的专家在中国所进行的调查研究和介绍国外先进的卫生管理制度、管理体系，为我国卫生防疫事业的发展做出了一定的贡献。我国首次与国际组织在医疗卫生领域进行合作，并在其中学习和积累了医疗卫生管理经验，这也为今后的国际卫生交流奠定了基础。抗战时期，国际联盟防疫团在中国进行的防疫救灾工作，有利于稳定后方和长期抗战大局。国际联盟派遣专家，协助我国设法防止并扑灭传染病，此种安定后方之工作，间接即系协助吾人抗战③。国际联盟在处理政治问题上是失败的，可是在促进国际卫生合作方面的成绩却不容抹杀④。世界防治传染病的进步是国际协力防疫的结果。

《国际卫生公约》是世界上第一部包含卫生检疫性质的国际法规，中国作为其缔约国，理应履行公约所规定的义务，并享有其规定的权利。中国政府适应国际防疫形势的变化，积极融入国际合作和交流。国际联盟卫生组织为提升中国的卫生防疫能力，给予了极大的帮助。

---

① 国联决定助我防疫[J].国际言论,1937(4):144-145.

② 戴斌武.笔尖下的近代中国历史断面[M].合肥:合肥工业大学出版社,2013:190.

③ 国际防疫团第一组抵陕[J].中国红十字会月刊,1938(33):47.

④ 国际防疫联盟[J].西风(上海),1945(81):317.

结　语

　　帝王时期的中央卫生医疗机构，作为宫廷的服务机构，主要为皇室服务，基本与民间社会脱离。农耕社会的统治者最关心的是发展农业经济，以及维护社会秩序的稳定。至于地方卫生事务则是仁政的体现，虽然也受到一定的重视，但并未直接关系到国家的统治秩序，在制度层面上并未加以管理。朝廷和官府重在提倡和鼓励，地方卫生职能则主要由地方社会力量去实施，这就造成卫生事务缺乏官方制度性建设的状况。[①]国家缺乏对地方卫生事务的介入及管理，使得借助民间力量成为常态。于是，善堂和医馆就成为实施地方社会福利、卫生的主要载体。地方社会力量有利于弥补国家卫生制度的缺失和官府疫病救治的不足，但其在时间和空间上分布不均衡，而且具有自发性和随意性，更不具有强制力，在疫病防治和卫生管理等方面的作用受到很大限制。19世纪之前的中国社会，卫生事业往往以"义举"的形式由民间团体来承担。善堂、施药局、救生局等就是中国早期的防疫组织，针对天花的人痘接种就是中国传统社会防疫的具体表现。而到20世纪之后，卫生行政权的管辖范围不断扩大，中国社会"朝近代国家式的统治形态发展"[②]。

　　近代以前，中国政府掌握着卫生防疫的自主权。而近代海港检疫的形成恰恰是在欧美各国及日本的侵略中发展起来的。近代中国受到了西方文明、殖民权力、民族主义等多重因素的影响，在中国社会内部转变和外部文明影

---

　　① 余新忠.清代江南的卫生观念与行为及其近代变迁初探[M]//李文海,夏明方.天有凶年:清代灾荒与中国社会.北京:生活·读书·新知三联书店,2007:562.

　　② 饭岛涉.鼠疫与近代中国:卫生的制度化和社会变迁[M].朴彦,余新忠,姜滨,等译.北京:社会科学文献出版社,2019:336.

响的双重推动下，国家加强对卫生医疗事务的介入，逐步推进卫生制度"近代化"。清政府被迫开放通商口岸，在海关附设理船厅负责船舶检验、登记、引水等事项，即使清政府不能最终决定检疫结果，这也是清政府实施检疫主权的一种努力。帝国主义对中国的文化侵略，主要表现在西方医学成为列强的侵略工具和手段，改变了中国传统的检疫办法。而后中西交融，中国政府主动采用西式检疫办法，建立近代检疫机构和制度，加快了中国近代化的进程。卫生防疫体系近代化的进程不仅漫长、曲折，而且具有复杂性、杂糅性的特点①。

已有的研究表明，近代医疗卫生体系的建立包括：近代卫生行政机构的设立；以医学团体的建立和医学期刊的出版为特征的医学社会化建构；医院成为医疗活动的中心场所；近代医学教育体系的建立；近代卫生防疫机制的建立。②疫病防治是一个社会化的事业，国家卫生防疫机制的建立以全国性卫生行政体系的建立为基础。近代中国卫生防疫机制是在传统医疗卫生事业的积累和医疗卫生观念发展的基础上，主动接受西方医学的影响，逐步建立起来的。首先，早期由洋人控制的海港检疫为我国发展近代卫生防疫事业提供了借鉴。当时所颁布和实施的检疫章程以及接种牛痘等防疫措施，仅仅是地方性的。直到清末"新政"，中国才第一次建立起近代国家卫生行政体系。1905年清政府设立警保司卫生科，1906年将其改为民政部卫生司，1907年在各省增设巡警道卫生科，州县亦有专人负责卫生事务，由此形成了从中央到地方的卫生行政系统。民国初年，在内务部设立卫生司，另在京师警察厅设立卫生处。1912年，东北防疫处的建立，推动了东北防疫卫生事业的近代化，也是中国卫生防疫史上的里程碑。

辛亥革命以后，政局动荡，全国性的卫生行政未能有效推行。1916年颁布的《传染病预防条例》是首个全国性的卫生防疫条例，但是否执行该条例要由地方决定。1917—1918年，山西鼠疫流行，以此为契机，北洋政府设

---

① 杨祥银，王鹏.民族主义与现代化：伍连德对收回海港检疫权的混合论述[J].华侨华人历史研究,2014(1)：58.

② 余新忠，赵献海，张笑川，等.瘟疫下的社会拯救：中国近世重大疫情与社会反应研究[M].北京：中国书店,2004：356.

立中央防疫处，致力于卫生事业的制度化、行政化，其结果收效甚微。但是，推行卫生行政化和建立中央卫生机构的重要性，得到国民政府的认可。中国政府经历了1920年东北鼠疫等多次防疫实践，不断完善检疫规章，加强国际合作和交流，推动了中国的卫生检疫朝制度化和国际化方向发展。20世纪20年代，疫情防控成为国际合作的重点，国际联盟将传染病报告视为国际性事务。1925年成立的新加坡远东情报局，成为推进东亚、东南亚地区疫情防控合作的国际机构。在南京国民政府形式上统一中国之后，建立全国统一的卫生检疫体系迅速被提上议程。1928年，南京国民政府设立卫生部，其后又陆续增设了中央医院、中央卫生试验所、西北防疫处、蒙绥防疫处、麻醉药品经理处、公共卫生人员训练所、各海关检疫所等机构。至此，中央和地方的卫生行政管理体制已较为完备。1928年12月，国民政府制定了《全国卫生行政系统大纲》，试图通过国家法令的形式推动卫生医疗管理的制度化。然而，国内卫生行政的建设、卫生机构的重组仍然悬而未决，卫生的制度化仅局限于城市及一部分农村地区①。但是，1931年11月17日，国民党第三届中央执行委员会第四次全体会议通过有关"刷新中央政治，改善制度"的议案，为提高行政效率，将"卫生部并入内政部"。②卫生管理在国家行政管理中的地位有所下降。

抗日战争爆发后，传染病在中国更为肆虐。日本侵略战争严重危及中国人民的生命与健康，以血淋淋的方式说明饱受战争蹂躏的中国人民需要卫生署全力以赴地开展保健工作③。随着沿海港口相继沦陷，各海港检疫所落入敌手。卫生署重新组建汉宜渝检疫所，负责长江检疫，另因防疫需要，合并蒙自、腾冲、畹町检疫所，组建滇边检疫所，还对中印航线进行航空检疫。抗战胜利后，国民政府陆续接管广州、厦门、汕头等沿海各检疫所（东北解放区除外），重新组建津塘秦检疫所，并增设青岛、福州、海口和长江检疫所。1945年台湾省光复，1946年台湾检疫总所成立，另设基隆、高雄等分

---

① 饭岛涉.鼠疫与近代中国：卫生的制度化和社会变迁[M].朴彦，余新忠，姜滨，等译.北京：社会科学文献出版社，2019：337.

② 荣孟源.中国国民党历次代表大会及中央全会资料[M].北京：光明日报出版社，1985：919.

③ 华璋.悬壶济乱世：医疗改革者如何于战乱与疫情中建立起中国现代医疗卫生体系（1928—1945）[M].上海：复旦大学出版社，2015：188.

所以及松山航空检疫所等共17个。然而，没过多久，国民党再次挑起内战，海港检疫工作还未得以恢复，又再次陷入停顿。在解放战争时期，国民政府虽然颁布了《交通检疫实施办法》等规章，但是由于交通管制措施而难以实施，各项检疫工作只能流于表面。战争环境不利于疫情防控，致使疫病流行。战争加剧了战前环境、病原体和人之间原本不平衡的关系①。

纵观中国海港检疫的近代演变过程，总体上表现出以下几个特征：

第一，体现了中国半殖民地半封建的社会性质。首先，检疫立法权旁落，由海关建章施检。虽然个别地方有所不同，但不能改变总体面貌。其次，检疫执法权难以执行，仍受制于人。相关检疫事务须海关领事团同意才能实施。再次，中国早期海港检疫具有地方性、分散性的特点。②近代以来，中国利权尽失，海港检疫权也落入帝国主义之手，由海关施行海港检疫，往往中央未能统一管理，而由地方各自为政。近代中国的海关由外国人控制，海港检疫也是由外国医官施行，中国没有海港检疫主权，但这仅限于对外开放的通商口岸及区域。

第二，由海关兼管过渡到自主检疫。伍连德在清末东三省鼠疫防治中所取得的成就获得了国际威望，也使清政府认可了西式检疫。根据随后召开的万国鼠疫会议的内容，东三省防疫事务总处成立，它成为中国最早的近代地方公共卫生防疫机构，这也是中国自主实施近代检疫的重要标志。1920—1921年东北鼠疫的防治成功，更使中国的防疫技术和成就获得了外国同行的认可。防疫的成功赢回了民族自尊心，也推动了自主检疫的进程。国民大革命时期，民族民主运动的兴起也推动着中国政府收回海港检疫主权。在国际联盟卫生组织的协助下，1930年7月海港检疫管理处成立，标志着国人自主检疫的愿望即将实现。随后，中国逐步收复各通商口岸的检疫权，实现了对外卫生检疫的制度化。

第三，以仿照西方检疫制度为主。医学传教士在中国取得的成功，促使西医逐渐传播，国人对西医的态度也逐渐发生了变化。随之人们的卫生、防疫观念也有所改变。1865年，清政府聘请德贞仿照西方设立西式医学堂。

---

① 戴斌武.抗战时期中国红十字会救护总队研究[M].天津：天津古籍出版社,2012:344.
② 上海出入境检验检疫局.中国卫生检疫发展史[M].上海：上海古籍出版社,2013:22.

由此，政府层面对西医敞开了怀抱。清政府多次派遣留学生和官员出国考察，了解西方的卫生状况和制度。1873年，上海和厦门海关参照西方检疫制度实施海港检疫，其余海关仿照施行。国民政府收回海港检疫主权后，也借鉴西方模式建立海港检疫体系。

第四，国际化趋势明显。最初，近代中国是被动地接触资本主义世界体系。许多不平等的制度、文化等都是西方强加的。但是，随着中国强国御侮、救国图存探索的开始，许多国人放眼西方，学习西方的科学、技术、文化和制度等，由此开始主动了解西方。海港检疫直接面对的就是国际经济贸易和人员交流等，检疫制度的国际性是其必然要求。海港检疫是中国政府参与国际事务、制定国际规则的重要舞台。随着国际环境的变化，中国必须调整国家卫生机构，以适应国际卫生合作的要求。清末民初，中国政府取得几次防疫的胜利，为中国参与国际卫生合作赢得尊重。1910年，清政府积极主办万国鼠疫会议。国民政府积极参与国际卫生交流与合作，派遣代表出席巴黎细菌学会议，以及日内瓦海港检疫会议，参加国际联盟的远东海港检疫考察团，调查各港口疫病的流行情况，并与设在新加坡的国际联盟远东情报局建立疫情信息共享机制。抗战时期，国际联盟卫生组织国际防疫队参与抗战防疫，为中国人民抗战做出了贡献。洛克菲勒基金会等组织也给予很大的帮助。

综上所述，近代中国海港检疫的发展充分体现了国际性和现代性。海港检疫是公共卫生防疫的重要组成部分，近代海港检疫制度化促进了国家卫生行政制度化，是国家近代化的重要表现。全国海港检疫管理处和海港检疫权的收回是建立中国自己的卫生防疫体制的重要环节。海港检疫在近代中国社会经济发展中的作用日益重要，不仅关系到国家主权和民族尊严，关系到经济交往和商贸合作，也关系到国际地位和国际关系。海港检疫的目的，在于检验船只，预防疫症传染，办理船只、人员、兽类、货物等的消毒，以防止各种疫病的传入和散布①。海港检疫是预防疫病传入或输出的重要手段，是世界各国在共同抵御传染病蔓延的实践和斗争中产生的。近代中国政府通过调整与国际社会的公共卫生关系，学习先进的卫生防疫知识、检疫方法和制

---

① 关于卫生行政事项:筹办海港检疫[J].新汉口(汉市市政公报),1930,2(4):179.

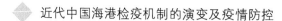

度，以适应世界各国共同应对世界重大传染病和公共卫生事件的迫切需要。

此外，近代卫生事业的发展，不仅表现为国家对民众生命和健康的日益关注，还体现为国家公共卫生权力向地方不断扩张，也反映了与卫生医疗相关的政治、经济和文化的转型。近代中国海港检疫事业的发展并非一帆风顺。在近代中国海港检疫制度化的过程中，虽然存在照搬西方检疫制度和模式的现象，甚至有时外部环境对海港检疫的形成起到了决定性作用，但不能就此否定中国海港检疫制度发展"历史的连续性"，中国政府始终"以中国为中心"进行国家建设。近代中国并不是殖民地国家，部分利权的丧失具有阶段性和地域性，仿效欧美及日本制度施行海港检疫，只不过是中外势力的妥协与媾和。每个国家都有发展的权利，近代中国在选择发展道路上还是拥有一定的自主性的。我们考察"中国的近代"之视点，别无选择地只有立足于这个"异"之认识。世界史的普遍，当然也应该立足于这个"异"，即个别的独特性上。①总体而言，近代中国海港检疫的制度化难免受到外部环境的影响，但这是中国社会进行"近代化构造"的应有选择，并不能否定海港检疫制度发展的民族性和独立性。海港检疫等公共卫生防疫的制度化和近代化主要是在中国政府主导下进行的。

---

① 沟口雄三.作为"方法"的中国[M].孙军悦,译.北京:生活·读书·新知三联书店,2011:21-24.